MANUEL DU CHIRURGIEN-DENTISTE

****

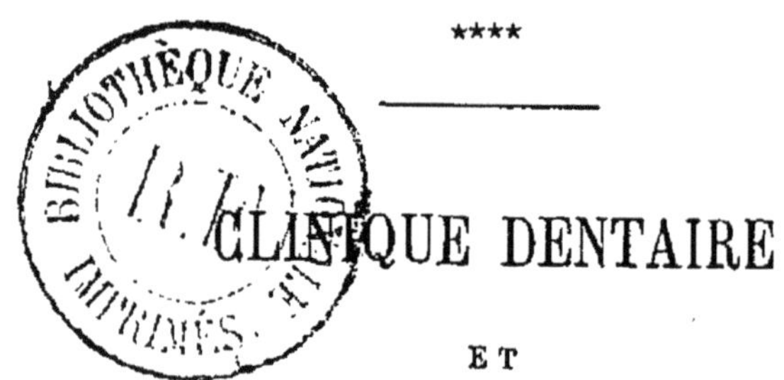

CLINIQUE DENTAIRE

ET

DENTISTERIE OPÉRATOIRE

A LA MÊME LIBRAIRIE

MANUEL DU CHIRURGIEN DENTISTE

Publié sous la direction de Ch. Godon.

5 vol. in-18 avec fig. cart. Prix de chaque vol..... 3 fr.

Tome Ier. — **Anatomie de la bouche et des dents**, par le Dr E. Sauvez, 1 v. in-18, 78 fig. cart. 3 fr.

Tome II. — **Pathologie des dents et de la bouche**, par le Dr Léon Frey, 1 vol. in-18, 280 p. avec 32 fig. cart .... 3 fr.

Tome III. — **Thérapeutique de la bouche et des dents, hygiène buccale et anesthésie dentaire**, par le Dr M. Roy, 1 v. in-18, 280 p. cart. 3 fr.

Tome IV. — **Clinique dentaire et dentisterie opératoire**, par Ch. Godon, 1 vol. in-18, 288 p. avec 53 fig., cart.......................... 3 fr.

Tome V. — **Clinique de prothèse, orthodontie**, par M. P. Martinier, 1 vol. in-18, fig. cart. 3 fr.

BOUGLÉ et CAVASSE. **Le premier livre de médecine.** Manuel de Propédeutique pour le stage hospitalier.

Partie médicale, par A. Cavasse. 1897, 1 vol. in-18 jésus, avec figures................................ 5 fr.

Partie chirurgicale, par J. Bouglé. 1897, 1 vol. in-18 jésus, avec figures................................ 5 fr.

BRASSEUR. **Chirurgie des dents et de leurs annexes.** 1 vol. gr. in-8, avec 127 fig.......... 5 fr.

CHAUVEL. **Précis d'opérations de chirurgie**, 3e *édition*, augmentée de notions sur l'*antisepsie chirurgicale*. 1891, 1 vol. in-18 jésus, avec 350 fig..... 9 fr.

COURTAIX. **Maladies des yeux et des dents.** Relations pathologiques entre les yeux et les dents, 1891. 1 vol. gr. in-8......................... 3 fr. 50

CRUET. **Des caries dentaires** compliquées. 1 vol. in-8.. 3 fr.

GUILLEMAIN. **La pratique des opérations nouvelles**, par le Dr Guillemain, prosecteur à la Faculté de médecine de Paris. 1895, 1 vol. in-16, fig. cart. 5 fr.

LE BEC (Ed.). **Précis de médecine opératoire.** Aide-mémoire de l'élève et du praticien. 1 vol. in-18 jésus, avec 410 figures......................... 6 fr.

LEFERT. **Aide-mémoire de médecine opératoire**, par le professeur Paul Lefert. 1 vol. in-18, cart. 3 fr.

MAUREL (E.). **Des fractures des dents.** In-8, fig. 2 fr.

— **Des luxations dentaires**, du traitement de la carie dentaire. In-8 .... 2 fr.

PAILLASSON (A.). **Principaux anesthésiques**, employés dans la chirurgie dentaire, gr. in-8, 144 p... 2 fr.

4220-97.— Corbeil. Imprimerie Éd. Crété.

MANUEL DU CHIRURGIEN DENTISTE

Publié sous la direction de Ch. GODON

DIRECTEUR DE L'ÉCOLE DENTAIRE DE PARIS

★★★★

CLINIQUE DENTAIRE

ET

DENTISTERIE OPÉRATOIRE

Par Ch. GODON,

Directeur de l'École dentaire de Paris.

AVEC 62 FIGURES INTERCALÉES DANS LE TEXTE

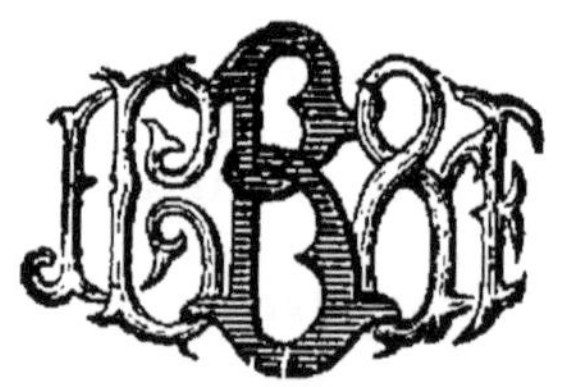

PARIS

LIBRAIRIE J.-B. BAILLIÈRE ET FILS

19, rue Hautefeuille, près du boulevard Saint-Germain

1897

PRÉFACE

Les études odontologiques ont pris en France, par suite de la fondation des Écoles dentaires, un développement qui n'a fait que s'accroître depuis la promulgation de la loi sur la médecine du 30 novembre 1892.

Cette loi, en créant un diplôme officiel de chirurgien dentiste, oblige ceux qui veulent à l'avenir exercer la profession de dentiste, à des études spéciales et à des examens déterminés.

Mais les livres d'art dentaire destinés aux élèves et aux jeunes praticiens ont été, jusqu'à présent, peu nombreux. Pendant longtemps la France a été tributaire de l'étranger, dont on se contentait de traduire les ouvrages.

Nous avons pensé répondre à un besoin des élèves autant qu'à un désir des professeurs et des examinateurs en réunissant dans un travail d'ensemble, sous une forme facilement assimilable, toutes les matières qui maintenant font officiellement partie de l'enseignement de l'étudiant dentiste et sont exigibles aux examens.

Nous ne nous sommes pas borné là. Nous avons voulu que cet ouvrage pût encore être utile aux praticiens. Nous avons désiré qu'ils pussent retrouver sous une forme claire et précise les matières qu'ils ont apprises au cours de leurs études. Nous y avons ajouté les travaux intéressants qui, jusqu'en ces derniers temps, ont paru dans les revues scientifiques ou professionnelles et qui nous ont semblé constituer un progrès dans la science ou dans la pratique de la « dentisterie ».

Pour rendre ce travail plus complet et plus profitable à l'étudiant et pour en assurer la publication en temps utile, il nous a semblé qu'il y avait avantage à le diviser en plusieurs volumes et à confier chacun d'eux à un collaborateur ayant acquis par des travaux antérieurs une compétence spéciale.

Nous avons suivi, pour la division des matières, le programme des examens tel qu'il a été indiqué dans le décret du 25 juillet 1893, organisant les études dentaires, tel qu'il est appliqué depuis cette époque à la Faculté de médecine de Paris.

Nous avons cru devoir nous limiter aux connaissances spéciales qui se rattachent à la chirurgie buccale ou dentaire.

Quant au choix de nos collaborateurs, il nous a été facile ; nous avons trouvé dans quelques-uns des membres du Corps enseignant de l'École dentaire de Paris, une collaboration active et éclairée.

Le *Manuel du chirurgien dentiste* a été divisé en cinq volumes correspondant chacun à l'enseignement du professeur qui a bien voulu s'en charger. Ces volumes ont été ainsi répartis :

Anatomie de la bouche et des dents : Dr E. Sauvez ;

Pathologie des dents et de la bouche : Dr L. Frey ;

Thérapeutique spéciale, anesthésie, formulaire : Dr M. Roy.

Clinique de Prothèse. Orthodontie : M. P. Martinier ;

Et *Clinique dentaire, Dentisterie opératoire*, que nous nous sommes réservé.

Nous venons d'exposer les motifs qui ont inspiré la publication de cet ouvrage ; le plan d'après lequel il a été conçu et exécuté ; nous avons fait de notre mieux pour qu'il répondit au but que nous nous étions proposé : faire une œuvre utile à notre profession.

A nos confrères de juger si nous avons réussi.

Ch. GODON.

Novembre 1895.

AVERTISSEMENT

Le quatrième volume du *Manuel du Chirurgien Dentiste* est divisé en deux parties ; la première est consacrée à la *Clinique dentaire*, la seconde à la *Dentisterie opératoire*.

Dans la première partie, après quelques *notions générales*, nous avons indiqué les divers moyens à la disposition du chirurgien dentiste pour faire l'examen de la bouche et des dents, reconnaître les différentes affections dont elles peuvent être atteintes et en prendre l'observation d'une manière méthodique et complète.

Nous avons réuni ces affections en quelques grands groupes qui permettent à l'étudiant de les différencier facilement dès le premier examen ; puis, nous avons rappelé leurs principaux symptômes cliniques. Cette première partie peut ainsi être considérée comme la suite de la *Pathologie de la bouche et des dents*, qui forme le deuxième volume de ce *Manuel*.

La deuxième partie est le complément du troisième volume consacré à la *Thérapeutique dentaire*.

Elle comprend la description des diverses opérations qui constituent aujourd'hui la *Chirurgie dentaire* proprement dite, depuis les simples manœuvres du *nettoyage* ou de l'*extraction des dents*, jusqu'aux minutieuses opérations qu'exigent le *traitement de la carie*, l'*obturation*, l'*aurification* et la *greffe dentaire*.

Nous avons ajouté un chapitre consacré à l'*antisepsie* dans la pratique dentaire.

Quant à la restauration totale des dents, nous nous sommes limité aux seules opérations qui peuvent être exécutées dans le cabinet d'opération, telles que la confection et la pose des couronnes artificielles, cette question devant être traitée complètement dans le Ve volume (*Clinique de prothèse*).

Obligé par le plan qui a été adopté pour le *Manuel du Chirurgien-Dentiste*, à une grande concision, nous nous sommes efforcé de résumer l'excellent enseignement technique des professeurs des écoles dentaires françaises et ce que nous avons trouvé d'essentiel dans les ouvrages français et étrangers.

C'est dire que nous avons fait les plus larges emprunts à tous ceux qui ont apporté quelque progrès à l'art dentaire en ces vingt dernières années ; tels que Tomes, Andrieux, Brasseur, Taft, P. Dubois, etc., nous ne citons que ceux qui ne sont plus, heureux que nous sommes d'associer leur souvenir à ce volume.

Nous y joindrons pourtant encore un nom qui n'a cessé d'être intimement lié à toutes les œuvres de rénovation de l'art dentaire français, c'est celui de M. E. Lecaudey, le vénéré directeur honoraire de l'école dentaire de Paris, le doyen de nos sociétés professionnelles.

Ch. GODON.

31 Janvier 1897.

CLINIQUE DENTAIRE

DENTISTERIE OPÉRATOIRE

PREMIÈRE PARTIE

CLINIQUE DENTAIRE

CHAPITRE PREMIER

NOTIONS GÉNÉRALES

ARTICLE Ier. — DÉFINITIONS.

Clinique. — La clinique consiste, pour le chirurgien dentiste, à reconnaître et à traiter les affections qui frappent les dents, les parties voisines et d'une manière générale la bouche tout entière.

En médecine et en chirurgie, la clinique se fait au lit du malade ; en chirurgie dentaire, elle se pratique le plus souvent au fauteuil d'opération, les malades qu'elle concerne étant généralement assez valides pour ne pas être couchés.

Le but de la clinique est l'application pratique des notions générales qui ont été enseignées dans la pathologie et la thérapeutique spéciales (1) comme

(1) Voir Frey, *Pathologie spéciale ;* Roy, *Thérapeutique spéciale*, in *Manuel du chirurgien dentiste.*

la clinique médicale et la clinique chirurgicale sont l'application pratique des notions théoriques de la pathologie interne et externe. En un mot la clinique est « la pathologie vivante ».

Si quelque différence existe dans les procédés employés par le dentiste, les principes et la méthode sont les mêmes. Nous allons passer en revue ces principes et cette méthode en les appliquant spécialement à la chirurgie dentaire.

Sémiologie. — La *sémiologie* ou *sémiotique* est la recherche, l'étude et l'interprétation des signes d'une maladie.

La sémiologie permet : 1° la détermination de l'affection, c'est-à-dire le *diagnostic;* 2° le jugement sur la marche, la durée et la terminaison de l'affection, c'est-à-dire le *pronostic.*

Diagnostic. — Le diagnostic a pour but d'établir les caractères distinctifs d'une affection. Il est pour cela nécessaire de connaître le siège, la nature, l'état simple ou complexe des affections qui frappent les organes ainsi que leur degré d'évolution. Le diagnostic est *médical* ou *chirurgical*, selon qu'il s'applique à des affections du ressort de la pathologie interne ou externe. Il ne diffère que par les moyens dont dispose le médecin ou le chirurgien pour l'établir.

« Le diagnostic d'une maladie est un problème dont la solution est plus ou moins difficile ; parfois il se fait d'emblée et avec certitude sur l'existence d'un signe tellement caractéristique qu'on lui a donné le nom de *pathognomonique.* Souvent il ne peut s'appuyer que sur des symptômes communs à des états morbides très divers » (Moynac).

Diagnostic spécial. — Le diagnostic est dit *spécial* lorsque l'on groupe tous les signes d'une *maladie considérée individuellement* dans l'ordre où ils se déroulent habituellement.

Diagnostic différentiel. — Le diagnostic *différentiel* établit une comparaison entre deux affections ayant une certaine analogie entre elles.

Pronostic. — Il y a deux espèces de pronostic :

a) Pronostic général. — Il établit le degré pathologique d'une affection et qui se base sur la généralité des cas.

b) Pronostic individuel. — Il examine chaque cas particulier et recueille les indications qui renseignent sur l'avenir du malade.

D'après Ball, le pronostic se base sur trois données *capitales :*

1° Celles qui sont fournies par la maladie ;

2° Celles qui sont fournies par le malade ;

3° Celles qui dérivent des influences extérieures auxquelles est soumis le malade.

Article II. — Éléments de diagnostic.

Les éléments de diagnostic sont tous les faits, toutes les circonstances qui se rattachent à l'affection présente et qui sont de nature à la faire connaître. Ces éléments, interprétés par le praticien, constituent les *signes diagnostiques*, qui sont de deux sortes :

1° Les signes *actuels* ou *présents ;*

2° Les signes *anamnestiques* ou *commémoratifs.*

Signes actuels ou présents. — Ce sont ceux qui existent lorsque le malade se présente à la consultation, les phénomènes anormaux que le praticien perçoit et qui, nés avec l'affection, *sont destinés à disparaître avec elle.* Ils témoignent directement du dérangement de l'organe ou de l'appareil atteint. Ce sont les principaux éléments de diagnostic. Tels sont, en médecine, la matité, les souffles cardiaques ; en chirurgie dentaire, la sensibilité des dents à la percussion ou à l'impression de la chaleur et du froid.

Ces signes se divisent en deux groupes :

1° Les SIGNES FONCTIONNELS OU SUBJECTIFS, très nombreux, pouvant tout aussi bien dépendre d'actions exercées à distance que d'actions directes qui déterminent une lésion de l'organe. Ils ont souvent une importance de premier ordre ;

2° Les SIGNES PHYSIQUES, OBJECTIFS OU ANATOMIQUES, donnant au diagnostic son caractère de certitude.

Signes anamnestiques ou commémoratifs. — Ce sont les phénomènes antérieurs à l'affection présente. Le praticien ne les connaît le plus souvent qu'à la suite de l'interrogatoire qu'il fait subir au patient ou par les renseignements fournis par les parents, l'entourage. Il faut y joindre les circonstances relatives à l'âge, l'hérédité, les habitudes, la profession, les maladies antécédentes.

Certains de ces signes peuvent être constatés par le praticien lui-même, tels les stigmates que laisse la syphilis, les caries dentaires précédentes ; ils permettent de reconstituer les affections antérieures malgré le silence, les réponses confuses ou erronées ou même les dénégations du patient.

On comprend que, pour déterminer la maladie, les signes commémoratifs ont moins de valeur que les signes actuels.

D'une manière générale, les signes se subdivisent en trois classes :

1° Signes *caractéristiques* (pathognomoniques ou pathognostiques), propres à une maladie déterminée ;

2° Signes *communs*, qui se rencontrent dans plusieurs maladies ;

3° *Signes accidentels*, qui peuvent ou non survenir dans le cours d'une maladie.

Symptômes. — On fait une différence entre les symptômes et les signes. Les symptômes sont les manifestations d'une perturbation organique avec laquelle ils sont en corrélation, mais ils ne deviennent les signes d'une maladie qu'après avoir été interprétés.

Article III. — Méthode diagnostique.

Il résulte, de ce qui précède, que pour déterminer la nature d'une affection, c'est-à-dire pour en faire le diagnostic, il y a deux opérations principales : 1° l'*examen*, qui constate les différents symptômes, les circonstances antérieures qui se rattachent à l'affection ; 2° l'*interprétation* des phénomènes recueillis pendant l'examen et l'interrogation, qui les transforme en signes de maladies, afin d'en établir le diagnostic.

Ces deux opérations doivent se faire avec une rigoureuse méthode et sans tâtonnements.

§ 1er. — *Examen du malade.*

L'examen du malade exige :

1° Des qualités spéciales de la part de l'observateur.

2° Des conditions particulières aux malades.

3° Une méthode et des agents d'exploration.

Qualités de l'observateur. — Qualités physiques. — Les qualités physiques que le praticien doit posséder sont : la *vue*, le *toucher*, l'*ouïe* et l'*odorat*.

Qualités morales. — Les qualités morales sont :

Le *calme :* l'impatience précipite le jugement, établit un diagnostic prématuré, qui peut conduire à un traitement contraire ou préjudiciable à la maladie.

L'*attention :* il faut astreindre son esprit à ne pas subir d'écarts pour ne pas tomber dans l'étourderie qui fausse le jugement, et nuit à l'examen.

La *légèreté* peut entraîner à des conséquences graves. Elle est souvent cause d'erreurs que l'on évite avec une observation attentive et rigoureuse.

La *sensibilité* doit être bannie de tout observateur sérieux. Elle devient un véritable défaut chez le médecin qui juge par nervosisme quand le plus grand sang-froid lui est recommandé. Un excès d'enthousiasme lui est tout aussi funeste. Il faut être *sceptique*, plutôt que de se laisser emporter par la nouveauté d'une théorie, par l'application d'un remède à la mode.

L'observateur « doit encore posséder ce je ne sais quoi désigné sous le nom de *tact médical*, précieuse faculté d'inspiration, qui est souvent le fruit de l'expérience et de l'observation méthodique » (Moynac).

En résumé il faut :

1° Faire l'éducation de ses sens ;

2° Etre calme.

3° Etre attentif.

Un examen fait dans ces conditions ne donnera pour ainsi dire jamais de résultats incertains (Crépieux-Jamin).

Conditions particulières aux malades. — Le défaut intellectuel du malade, l'insuffisance de ses réponses, le désir de cacher certaines affections sont autant d'écueils que le médecin doit éviter par un examen méthodique.

Méthode et agents d'exploration. — Il faut aussi que le médecin ait de la méthode. La méthode comprend : 1° l'*interrogatoire* ; 2° l'*exploration*.

Interrogatoire. — L'interrogatoire du malade doit se faire d'après certaines *règles générales* et porter sur les *signes commémoratifs* et les *signes actuels*.

Règles générales. — Les premières questions à poser sont celles-ci : *Ou souffrez-vous ? — Depuis quand souffrez-vous ?* — Ces deux questions sont les plus importantes ; elles fournissent les principales indications sur la maladie. Si l'on y ajoute cette troisième question : *Quand souffrez-vous?* un praticien un peu exercé peut déjà, lorsqu'il s'agit d'une dent atteinte de carie, présumer le degré de carie, rien que par les seules réponses qui lui sont faites, comme nous le verrons plus loin.

La *première question* indique au praticien le point qui a attiré l'attention du malade. C'est un premier renseignement, auquel il ne faut souvent attacher qu'une importance relative, puisque bien des fois la cause de la douleur est éloignée du siège de cette douleur. On a vu certaines affections des dents de la mâchoire supérieure provoquer des douleurs dans la mâchoire inférieure et les phénomènes douloureux d'affections des dents antérieures siéger au voisinage des molaires.

La *deuxième question* renseigne sur la nature aiguë ou chronique de l'affection.

La *troisième question* apprend à quel moment les douleurs se produisent : continues ou discontinues, la nuit ou le jour, à l'heure des repas, toute la journée, etc. Cet ensemble de renseignements représente des symptômes différents correspondant à des degrés différents des affections dentaires ou buccales.

Il ne faut pas demander au malade « *Qu'avez-vous?* » Il est censé ne pas le savoir en venant vous consulter. Il faut écarter toutes les questions inutiles, afin que le malade ne s'écarte pas de la voie suivie par le praticien pour son diagnostic, et, s'il s'en écarte, il faut l'y ramener ou l'interrompre s'il donne des renseignements diffus ou sans intérêt.

Il faut aussi inviter le malade à indiquer du doigt le siège ou le trajet de la douleur. La réponse pourra souvent être vague, lorsque les souffrances sont généralisées ; elle pourra le plus souvent être très précise et constituer une sérieuse indication.

Il faut aussi s'informer des conditions de début de la maladie, des causes qui peuvent lui être attribuées, des médications déjà employées, du résultat de ces médications.

Le dentiste doit demander tous ces renseignements au malade et, si celui-ci ne peut les donner lui-même (enfant, paralytique), il faut les demander à l'entourage.

Il est souvent nécessaire de poser deux fois la même question, d'en poser une qui soit le contrôle de la précédente.

Il faut écouter patiemment, si c'est utile; interrompre les renseignements étrangers au cas particulier.

Signes commémoratifs. — On continuera l'interrogatoire du malade en s'enquérant de son âge, de sa profession, de ses habitudes, des conditions hygiéniques dans lesquelles il vit, des maladies antérieures qu'il a pu avoir, de ses antécédents héréditaires.

Age. — Les maladies varient avec l'âge. Certaines affections, telles que les accidents de dentition, le croup, la coqueluche sont le propre du jeune âge, tandis que le ramollissement cérébral, le cancer de la langue, la pyorrhée alvéolaire, sont d'un âge plus avancé.

En ce qui nous concerne, nous aurons à faire entrer en ligne l'*âge* du patient, soit pour déterminer chez un enfant les phénomènes de la dentition, ou chez un adulte les accidents de l'évolution de la dent de sagesse, soit pour établir la bénignité ou la gravité d'une affection dentaire.

Sexe. — Son importance est à considérer, en médecine comme en art dentaire. Certaines maladies, telles que le cancer ou la syphilis, se localisent différemment chez la femme. Si c'est une femme, on l'interrogera sur son état, mariée ou célibataire, avec ou sans enfants, sur le nombre de ses grossesses. On sait quelle est l'importance de ces dernières comme cause de la carie dentaire. La menstruation modifie le processus des maladies de la pulpe ou du périoste alvéolo-dentaire (Sauvez).

Professions et habitudes. — Le diagnostic qui en résulte est très important pour le médecin, le chirurgien et même le dentiste.

Le premier aura à s'occuper des troubles organiques survenus par suite d'émanations de gaz délétères, d'occupations nécessitant un séjour dans un air confiné.

Le second basera son diagnostic sur les causes qui proviennent de professions funestes : les métiers de tourneur, de cordonnier entraînent des déformations des membres ; ceux de couvreur occasionnent des hygromas chroniques de la bourse pré-rotulienne.

Pour ce qui est du dentiste, les émanations phosphorées inhalées par les ouvriers employés à la fabrication des allumettes entraînent la nécrose des maxillaires ; les exhalations de mercure, de plomb agissent sur les gencives ; les poussières de sucre chez les confiseurs attaquent l'émail des dents.

Hérédité. — Elle ne saurait être négligée, car elle influe sur le développement des anévrismes, des tumeurs, des vices de conformation, sur la production des anomalies dentaires.

Signes actuels. — Nous avons dit qu'on pouvait les diviser en deux groupes :

1° Les signes fonctionnels ou subjectifs ;

2° Les signes physiques, objectifs ou anatomiques.

Dans les premiers rentrent, par exemple, les troubles de la phonation, de la mastication, de la digestion, etc.

Dans les seconds, les altérations mécaniques ou chimiques des tissus, telles que les plaies, les fractures, les brûlures, la carie, etc.

L'interprétation judicieuse de ces signes donne au diagnostic son caractère particulier.

Exploration. — L'examen physique du malade constitue l'*exploration*. C'est le complément nécessaire de l'interrogatoire. On jette d'abord sur le malade un coup d'œil d'ensemble, pendant qu'il répond aux questions qu'on lui pose. On inspecte son facies; on étudie son habitus extérieur, son état d'embonpoint, de force ou de maigreur ; on constate sa température, le nombre de ses pulsations, etc.

Puis il faut procéder à une exploration directe des organes.

En clinique dentaire, les moyens d'exploration sont restreints, parce que les organes qui intéressent le chirurgien dentiste sont d'une exploration plus facile.

Les principaux agents sont la vue et le toucher, complétés par quelques instruments spéciaux tels qu'une sonde ou un excavateur, quelques boulettes d'ouate, une seringue, de l'eau tiède et de l'eau froide aseptisées et un miroir à bouche.

L'exploration doit être faite avec précaution et être très minutieuse au niveau de la partie qu'on a lieu de présumer atteinte, afin de ne pas provoquer de douleurs inutiles, dans le cas, par exemple, où l'on suppose une pulpe *à nu*.

Il ne faut pas négliger d'inspecter l'ensemble de la bouche afin de pouvoir découvrir d'autres troubles inconnus du malade et dont il est nécessaire de l'avertir.

Nous passerons en revue (p. 12) les moyens d'exploration physique employés en clinique générale (médicale ou chirurgicale) et nécessaires pour l'exploration en clinique dentaire.

§ 2. — *Interprétation.*

Lorsqu'on a réuni toutes les notions qu'ont fournies l'examen et l'interrogatoire du malade, on possède alors les éléments de diagnostic. Il s'agit maintenant de les classer dans son esprit avec la valeur qui leur est propre, puis de les *interpréter*, pour formuler un diagnostic.

Pour cela, il est nécessaire de ne pas se laisser entraîner par des hypothèses insuffisamment justifiées que l'on serait ensuite obligé d'abandonner. Il ne faut pas agir avec des idées préconçues ; il importe d'examiner sagement les divers symptômes, de les contrôler et d'établir leur concordance.

On parvient facilement à établir un diagnostic quand on possède les signes pathognomoniques d'une affection. « Dans d'autres cas, le diagnostic est plus difficile en raison de la physionomie particulière imprimée à ces symptômes par des influences étiologiques ou individuelles... Dans ces cas, ou bien on peut arriver par exclusion à formuler un diagnostic, ou bien il faut le réserver jusqu'à ce que la marche de la maladie ait apporté avec elle quelques éclaircissements » (Moynac).

On peut ainsi réserver quelquefois le diagnostic et attendre pour se prononcer de nouveaux renseignements fournis soit par la marche de la maladie, soit par les résultats du traitement institué.

C'est ainsi que l'usage du mercure ou de l'iodure de potassium décèle les affections syphilitiques.

Il existe souvent de nombreuses difficultés, des incertitudes, des causes d'erreurs dans l'établissement du diagnostic. Le plus petit indice peut être utilisé. Il importe de ne se baser que sur des signes et des symptômes certains afin d'avoir le plus de chance de se rapprocher de la vérité.

Ainsi, dans un examen superficiel, le croup peut être confondu avec la laryngite striduleuse ; la rougeole avec la scarlatine; certaines caries du second degré avec celles du quatrième, etc.

Article IV. — Principaux moyens physiques d'exploration.

Inspection. — Considéré en lui-même, ce mode d'exploration donne en général des indications insuffisantes. Il importe néanmoins de s'y arrêter, car l'inspection est une source précieuse de diagnostic, un moyen qui, employé méthodiquement, fournit de sérieuses indications. Certaines règles sont nécessaires à observer. La région à examiner doit être bien éclairée; la lumière doit frapper le patient et non le praticien. La position du malade sera choisie de façon à permettre de juger souvent par comparaison, comme par exemple dans une fluxion.

A l'inspection se rattachent certains changements pathologiques ou physiologiques.

1° Forme et volume. — Les variations de *forme* et de *volume* peuvent affecter les différentes parties du corps. Elles indiquent une luxation, une fracture, un déplacement articulaire, une coxalgie, une tumeur. Ces anomalies intéressent aussi le chirurgien dentiste. Elles lui révèlent les fluxions, les gonflements de la gencive, de la muqueuse palatine.

Les changements de forme atteignent facilement la face. La tuméfaction de la joue peut être le symptôme d'une maladie de voisinage. Une fluxion persistante est le résultat d'un abcès dû à des affections dentaires profondes. Les abcès du sinus sont souvent accompagnés d'un gonflement permanent. Le diagnostic de la pustule maligne repose sur l'inspection de tumeurs à base large, à noyau gangreneux central, accompagné d'une zone érythémateuse et œdématiée très étendue.

Le *volume* de la face est *augmenté* dans l'érysipèle. La coloration en est rouge et limitée par un bourrelet appréciable au toucher. Dans d'autres maladies, telles que le cancer, la phtisie, le *volume* de la face *diminue* (maigreur).

L'*accroissement de volume* du cou peut être dû au goitre, à un engorgement ganglionnaire ou à certaines ulcérations de la langue qui envahissent la région sous-maxillaire.

2° Coloration et transparence. — La *coloration* est une manifestation externe en corrélation avec l'état pathologique d'une région. Elle permet de déterminer la cause d'une affection en remontant aux sources qui l'ont provoquée. L'emploi du chlorure de zinc par les ouvriers plombiers, zingueurs, occasionne une teinte gris sale sur l'émail des dents qui se corrode. Les dents des tourneurs en cuivre, brunisseurs, polisseurs, subissent une coloration gris vert. Parfois les dents jaunissent, noircissent et il n'est pas sans intérêt pour le praticien d'en rechercher la cause. La coloration grise de la dent est souvent aussi le signe pathognomonique de la modification pulpaire (carie du quatrième degré).

La *transparence* des dents peut se manifester partiellement à la suite de carie ou totalement par insuffisance de sels calcaires; chez les ouvriers travaillant dans les fabriques d'acide chlorhydrique, elles deviennent molles, transparentes et revêtent parfois un aspect gélatineux. On emploie la lumière naturelle et mieux encore la lumière artificielle pour déterminer l'état de transparence d'un organe.

Les procédés varient selon que la maladie est du ressort de la médecine ou de la chirurgie; en art dentaire, on se sert de petits miroirs électriques.

3° Physionomie, attitudes. — Sources importantes de diagnostic et marchant presque de pair avec le processus d'une maladie. La *physionomie* et les *attitudes* renseignent bien plus sur l'état général que sur une localisation spéciale.

L'attitude d'un individu atteint d'affection dentaire douloureuse échappe difficilement même à l'œil le moins exercé et le facies du patient affecte un caractère spécial.

Ainsi l'inspection avec ses diverses méthodes d'exploration décèle certains troubles, dont le diagnostic peut aisément s'établir quand il repose surtout sur l'observation détaillée et méticuleuse de l'évolution des symptômes cliniques.

L'*inspection* de la muqueuse buccale décèle aussi les affections d'origine tuberculeuse. Le tartre marche souvent avec la goutte et la gravelle, et une production trop abondante est un indice que le praticien ne doit pas négliger. Les maladies de l'estomac altèrent le mucus gastrique, modifient la salive, amènent la récidive de la carie.

Certaines ulcérations de la face témoignent d'accidents syphilitiques ou cancéreux.

Les lèvres peuvent être aussi le siège de chancres, de syphilides et de gommes ainsi que du lupus. L'*aspect* de la région varie d'après les proportions réciproques des nodules et des ulcérations. La muqueuse est rarement épargnée. Les paupières peuvent être également atteintes.

La bouche des diabétiques présente des rougeurs, des tuméfactions, des suppurations des gencives.

Les effets de l'albuminurie ont beaucoup d'analogie avec ceux du diabète en ce qui concerne les dents et la bouche, et c'est souvent à une période avancée de la maladie qu'ils se produisent.

Dans l'ataxie locomotrice, le tabès, on observe des phénomènes atrophiques dont les alvéoles et les dents peuvent être le siège.

On voit, par les exemples qui précèdent, l'importance de l'inspection. Son usage est d'un secours incontestable dans l'établissement d'un premier diagnostic.

Toucher et palpation. — Application partielle ou totale des mains sur les parties malades ou supposées telles, afin d'en déterminer le volume, d'en apprécier la température, d'en sentir les vibrations. Elle se pratique au moyen des doigts ou de la main out entière.

Par la *palpation*, on constate la fluctuation de certaines tumeurs. Les glandes sous-maxillaires sont sujettes à des altérations que la palpation et le toucher décèlent facilement. L'introduction des doigts dans les cavités survenues par suite d'abcès aide à connaître leur modification pathologique.

En art dentaire, la palpation et le toucher sont d'un utile secours, quoique moins précieux qu'en médecine.

Percussion. — « La percussion consiste à frapper, d'après des règles déterminées, une partie de la surface du corps, afin de produire un son, dont les différentes qualités permettent d'apprécier l'état des organes sous-jacents à la surface frappée (1). »

Les qualités de son, de timbre, de matité, de solidité, de mollesse d'un corps peuvent être facilement reconnues par ce procédé d'exploration. Selon que la percussion s'exerce directement avec la main ou par l'emploi d'un intermédiaire, elle est dite *immédiate* (directe) ou *médiate* (indirecte).

En chirurgie dentaire, la *percussion médiate* permet

(1) Spillman-Haushalter, *Manuel de diagnostic médical.*

de localiser le siège d'une affection. On reconnaît souvent par ce moyen, à l'encontre des indications du malade, une dent affectée qui était présumée saine.

On se sert pour la percussion médiate d'un instrument cylindrique en bois, en ivoire ou en métal, le manche d'un miroir ou d'un excavateur.

Par la diversité des sons que rendent les dents soumises à la percussion et aussi le degré de sensibilité qu'elle provoque, on arrive à désigner l'organe atteint.

En médecine et en chirurgie, on emploie divers instruments pour percuter l'abdomen, le thorax. Mais la plupart de ces instruments sont remplacés ordinairement par la *percussion digitale* qui permet d'atteindre certaines dépressions des parois dont la configuration ne permettrait pas l'emploi d'un instrument. On percute en général avec les trois doigts ramenés en angle droit. Le choc doit être pratiqué avec la pulpe des doigts.

Il faut souvent comparer deux résultats sur des parties symétriques ou des dents analogues avant de passer sur une région voisine.

Auscultation et succussion. — L'oreille appliquée sur une partie modifiée pathologiquement enregistre certains bruits qui renseignent sur l'état de l'organe affecté.

Auscultation. — On ausculte en appliquant directement l'oreille sur la région à explorer, *auscultation immédiate ;* ou en se servant d'instruments appropriés, *auscultation médiate.*

L'instrument employé en médecine est le *stéthoscope.* Il se compose d'un cylindre en bois, en caoutchouc durci ou en ivoire perforé. Évasé d'un côté, il est muni de l'autre côté d'une plaque sur laquelle on applique l'oreille.

L'auscultation sert à déterminer les bruits anormaux de la poitrine, du cœur, des poumons, de l'abdomen.

En chirurgie dentaire, l'auscultation est un auxiliaire indispensable dans la pratique de l'anesthésie. C'est elle qui détermine l'accélération ou le ralentissement des bruits du cœur, dont la constatation est indispensable pour surveiller les effets de la narcose. Ce genre d'exploration doit être pratiqué avec certitude.

Nous renvoyons aux manuels spéciaux.

AUSCULTATION ET PERCUSSION. — La percussion et l'auscultation sont parfois combinées pour compléter les renseignements fournis séparément par ces deux modes d'exploration.

SUCCUSSION. — Par suite de certains mouvements brusques de va-et-vient imprimés à une cavité quelconque du corps, on arrive à posséder certains signes précieux pour le diagnostic.

Pratiquée au niveau de la poitrine, la succussion renseigne sur la nature de certaines maladies. La collision d'un gaz et d'un liquide, tel dans l'hydropneumothorax, fait entendre un clapotement particulier.

Mensuration, pesage. — MENSURATION. — Elle fait connaitre le volume d'un corps dans ses trois dimensions.

Les instruments employés varient avec la région à mesurer : le *compas d'épaisseur* sert pour la tête; le *pelvimètre*, pour le bassin; le *ruban inextensible*, pour d'autres parties du corps.

En art dentaire, la mensuration peut être employée dans le traitement des anomalies.

PESAGE. — Les modifications de poids d'un individu peuvent éclairer sur les différentes périodes d'état d'une maladie.

Les fièvres, la diarrhée, les maladies chroniques altèrent le poids de l'homme.

Le poids moyen de l'*homme* varie suivant la taille.

Taille	1 m. 60	Poids	60 kil.
—	1 m. 65	—	65 —
—	1 m. 70	—	70 —

Le poids moyen de la *femme* est de 52 kilog.

En clinique dentaire, le pesage n'offre que peu d'intérêt.

Ponction exploratrice, thermométrie, analyses. — 1° PONCTION EXPLORATRICE. — Introduction d'un instrument (trocart ou bistouri) dans la partie à explorer. Ce mode d'exploration est avantageusement employé là ou d'autres moyens ont échoué. L'emploi du trocart exige certains soins. Il importe d'aseptiser l'instrument avant de s'en servir et de l'enduire d'un corps gras pour en faciliter le glissement. Il faut procéder avec précaution et s'arrêter quand on croit être arrivé dans la couche liquide.

Pour l'exploration des canaux, trajets, cavités et la recherche des corps étrangers, on emploie le *stylet explorateur*. Il se compose d'une tige malléable à extrémité mousse. Habilement manié, il n'occasionne aucune douleur. Il aide à faire connaitre les dimensions d'une cavité, son trajet, ses anfractuosités. L'extrémité de l'instrument, par la sensation de contact qu'il fait éprouver, renseigne sur la nature d'une plaie douteuse. S'agit-il d'un corps dur, substance osseuse ou corps étranger, le stylet s'arrête et avertit l'opérateur; se trouve-t-on en présence d'une nécrose, le stylet arrive sur l'os dénudé et rend un son clair.

Dans certains trajets accidentels, l'emploi de ce stylet est plus difficile sinon plus délicat. Il faut agir avec prudence, pour éviter les lésions.

Le bistouri ou le trocart est d'un grand secours dans les abcès, les phlegmons, les tumeurs, les pustules, les plaies du plancher de la bouche et les affections du sinus maxillaire.

Le *stylet explorateur* peut encore servir à découvrir les corps étrangers de la langue, projectiles, débris, etc. Les calculs qui se rencontrent dans le canal de Sténon appellent l'emploi du stylet pour aider à leur découverte. Des corps étrangers, mais fort rarement, peuvent aussi pénétrer dans le canal de Wharton. Les calculs y sont plus fréquents. Ici encore la sonde peut rendre de grands services. Le stylet explorateur sert à explorer la cavité accidentelle d'une dent et rendre compte du degré d'une carie.

2° THERMOMÉTRIE. — La détermination des variations de température corporelle à l'aide du thermomètre est un puissant mode d'exploration, dans la plupart des affections qui entraînent avec elles un abaissement ou un relèvement thermique.

Il peut être utile de constater ces modifications pour certaines lésions siégeant dans la bouche ou la face.

Le thermomètre employé en médecine porte une échelle variant de 32° à 44° et chaque degré est divisé en 10e, ce qui permet d'en réduire l'échelle tout en lui donnant beaucoup de précision.

La température à examiner peut être *locale* ou *générale*.

Dans le premier cas, l'instrument est appliqué sous l'aisselle, dans la bouche, le rectum ou le vagin.

Dans le second cas, les résultats sont plutôt comparatifs, comme par exemple dans les affections pleurales ou pulmonaires.

3° ANALYSES ET EXAMEN MICROSCOPIQUE. — L'examen

des liquides pathologiques fournit de précieuses indications en diagnostic dentaire. La salive et l'urine soigneusement analysées ou étudiées au microscope peuvent mettre sur la voie d'une affection dont l'influence peut occasionner des troubles dans la région buccale.

On peut rencontrer dans la salive certains microorganismes, indices de perturbations pathologiques, qu'il importe de connaître, comme le staphylocoque pyogène, le bacille de Koch, de Loeffler, etc.

L'analyse de la salive décèle la présence des calcaires suivants : chlorure de sodium, de potassium, phosphates alcalino-terreux, carbonate de fer, etc. Une trop grande abondance de ces sels occasionne des dépôts tartriques, et donne des indications pour le choix des dentifrices.

Dans l'urine, la présence de l'albumine ou du sucre explique certaines affections du périoste alvéolo-dentaire.

Article V. — Manière de recueillir les observations.

« L'observation est la constatation pure et simple du phénomène » (Crepieux-Jamin). C'est en même temps l'historique d'une maladie, de ses prodromes ; de son processus et de sa terminaison heureuse ou fatale.

L'observation est utile tant pour l'instruction de l'étudiant que pour celle du clinicien, qui peuvent en retirer, l'un comme l'autre, un enseignement intéressant.

Il est donc important de savoir prendre une observation pour en recueillir tout le profit et établir un traitement bien en conformité avec la maladie.

Il faut se servir d'indications méthodiquement classées, de schémas, de tableaux relatant les signes de la maladie actuelle, sa période d'état, son déclin ses complications, sa convalescence, sa rechute et sa terminaison.

En chirurgie dentaire, on emploie généralement de petites figures schématiques représentant en plan les arcades dentaires supérieure et inférieure. Ces diagrammes figurent dans les cliniques sur des feuilles d'observation ou dans la pratique privée sur de simples cartes. Elles contiennent les principaux renseignements relatifs à chaque patient et par des signes conventionnels l'emplacement et la nature de l'affection qui frappe chacune de ses dents. Ces tableaux servent ainsi de documents que l'on consulte à chaque visite du malade, ils permettent en même temps de suivre l'évolution de l'affection. Ils sont très en usage et chaque chirurgien dentiste consciencieux en possède dans son cabinet.

Aussi, les divers modèles de schémas à l'usage des dentistes sont-ils très nombreux. On a cherché à représenter toutes les faces de la dent susceptibles d'altération sans compliquer la figure. Plusieurs systèmes de notation ont été proposés, afin d'indiquer rapidement, sur le schéma ou abréviativement sur la feuille d'observation, les différentes caries que l'exploration a fait constater (1).

Le schéma que nous représentons (fig. 1) est celui que nous avons adopté depuis le commencement de notre pratique et qui est employé maintenant à l'École dentaire de Paris. Il représente la bouche largement ouverte, mâchoire supérieure et inférieure, avec la dentition permanente et tempo-

(1) Voir Dubois, *Congrès de Paris*, 1889, Black, *Congrès de Chicago*, 1893.

raire ; les dents sont vues par leur face triturante, les faces latérales sont indiquées en perspective par des lignes pointillées ; les côtés droit et gauche sont

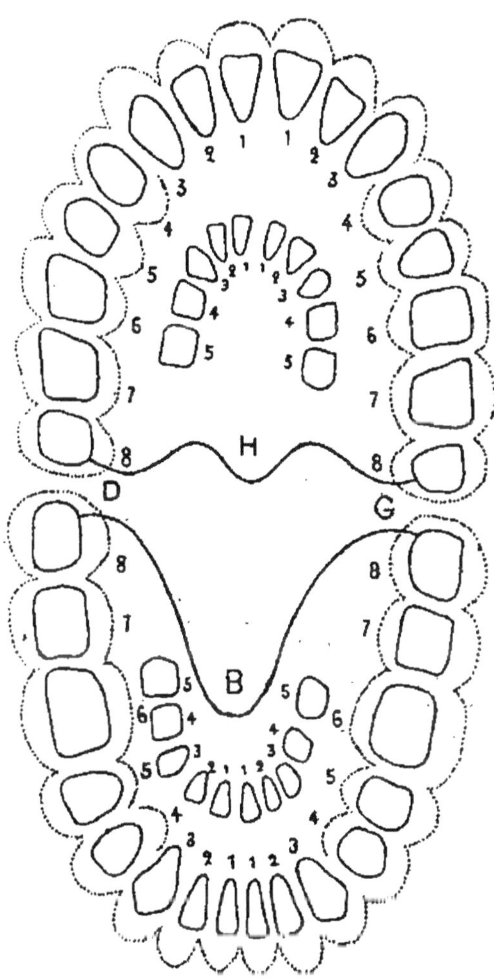

Fig. 1. — Schéma de la bouche : mâchoire inférieure et supérieure, dentition permanente et dentition temporaire.

ceux du patient assis dans le fauteuil. Le procédé de notation que nous préconisons est le suivant : les dents sont numérotées de 1 à 8 de chaque côté de la ligne médiane en haut et en bas de sorte que l'on

ÉCOLE DENTAIRE DE PARIS

N° du livre de Clinique .... N° de l'observation ....
M .... Profession ....
Age .... né à ....
Demeurant ....
Clinique de M .... le .... 189 ....

ANTÉCÉDENTS généraux et locaux.

....
....
....
....

ÉTAT ACTUEL, général et local.

....
....
....

Diagnostic ....
....

Traitement ....
....
....

Résultat du traitement ....
....

Note et signature du professeur ....

peut, dans le cours d'une observation, inscrire abréviativement :

Incisive centrale supérieure gauche.................. 1

Incisive latérale supérieure droite.................. 2

Canine inférieure gauche.................. 3

Première molaire inférieure droite.................. 5

Les différentes altérations constatées peuvent s'inscrire également sur le côté du diagramme par des signes conventionnels. Ainsi les anomalies par un A, suivi des premières lettres du groupe et de la classe à laquelle elles appartiennent soit :

Anomalie d'éruption précoce.................. A, e, p.
Anomalie d'arrangement, latéroversion...... A, a, l.

On représente sur le dessin, à la partie correspondante de la dent, les caries dentaires par des hachures proportionnelles à l'altération et qui indiquent ainsi son siège et son étendue. Le chiffre 1, 2, 3 ou 4 placé sur le côté de la dent atteinte indique le degré de la carie.

La présence du tartre est signalée par une ligne brisée le long des dents où il siège.

Les dents absentes sont indiquées par une ×, à laquelle on ajoute, pour celles dont la couronne seule est absente, la reproduction, sur les côtés de la figure de la dent, de petits cônes représentant les racines présentes.

Les opérations en traitement sont indiquées par le signe — ;

Les opérations terminées, par le signe +.

Quelques opérateurs indiquent également, par des abréviations, les médicaments, ainsi que les substances d'obturation employées.

Les tableaux renferment des renseignements plus complets et plus détaillés. Ils exposent l'histoire clinique de la maladie dans ses principaux traits.

Ces tableaux ou observations sont généralement dressés dans la forme suivante :

1° *Signes anamnestiques* ou *commémoratifs.*
  a) Antécédents héréditaires,
  b) Antécédents personnels.

2° *Histoire de la maladie.*

3° *Signes actuels.*
  a) Période d'état,
  b) Déclin,
  c) Complications,
  d) Rechute,
  e) Terminaison.

4° *Traitement prescrit.*

Ces observations constituent un véritable *journal*, que l'on consulte toujours avec fruit et qui, ajouté à la *pratique opératoire*, complète l'éducation scientifique du chirurgien dentiste et peut lui servir de document pour appuyer des travaux personnels.

CHAPITRE II

INSPECTION CLINIQUE DE LA BOUCHE

Avant d'indiquer les divers symptômes des affections que l'on rencontre dans la cavité buccale, il nous paraît nécessaire de rappeler sommairement les principaux signes que fournit son inspection et les altérations auxquelles ils correspondent.

Ces signes peuvent être tirés des modifications de forme, de coloration, d'odeur, de sensibilité, de motricité, de température de la cavité buccale.

Article Ier. — Modifications d'aspect, de forme et de coloration.

Les diverses parties de la bouche présentent, comme nous l'avons indiqué (p. 12), dans les modifications d'aspect, de forme et de coloration, des indices qui se rapportent à des affections déterminées.

Modifications d'aspect et de forme. — De prime abord, l'*aspect* de la bouche donne des indications sur les divers vices de conformation, tels que bec de lièvre, macroglossie, etc. (p. 33), et sur les traumatismes (p. 38).

Un gonflement anormal de la face, des lèvres, des gencives, ou du palais peut indiquer un abcès dentaire ou une tumeur.

Langue. — L'épaississement, le plissement de la langue, les papilles nombreuses dont elle peut être hérissée sont un signe de troubles dyspeptiques.

On observe quelquefois « sur la langue des surfaces rouges ordinairement arrondies, dépourvues d'épithélium ou n'offrant qu'une couche amincie. Ces surfaces, d'un diamètre variable, sont limitées par une bordure d'un blanc jaunâtre, formant un très léger relief ». Cet état lichénoïde de la langue (Gubler) coïnciderait avec certains troubles dyspepsiques.

Une déformation atrophique de la langue avec excavation et amincissement partiel peuvent être l'indice d'une glossite précédente : glossite syphilitique.

Des lésions de la langue peuvent provenir du contact de dents cariées, cassées, de morsures.

L'ulcération du frein est dû souvent à la coqueluche ou à une toux convulsive.

La langue est molle, flasque, plate, humide dans l'embarras gastrique. Elle est, au contraire, rouge, pointue et sèche dans la véritable gastrite. Elle devient chargée et très rouge dans certaines fièvres.

D'une façon générale, la langue conserve son aspect normal dans les maladies qui ne se rapportent pas à l'appareil gastro-intestinal.

« Elle offre au contraire un aspect plus ou moins morbide toutes les fois que l'appétit est perdu, que l'alimentation est difficile ou impossible, qu'il existe une fièvre intense et des complications dyscrasiques » (Gubler).

Gencives. — Les gencives peuvent être boursouflées, molles, fongueuses, rouges, saignantes dans les diverses stomatites.

Leur ulcération parcellaire est l'indice d'une stomatite ulcéro-membraneuse.

Dans l'atrophie sénile, les gencives sont courtes, dures et les dents déchaussées.

Une tuméfaction circonscrite et fongueuse des gencives appelle l'attention sur l'épulis.

Muqueuses. — Un aspect grisâtre ridé, de la muqueuse, est dû à l'abus d'aliments fortement assaisonnés, ou du tabac.

L'absence partielle de l'épithélium peut être la conséquence d'une inflammation érythémateuse, d'aphtes, de brûlures.

Certaines lésions de la muqueuse des joues proviennent du contact des dents cassées, des mouvements anormaux des arcades, de morsures.

Dents. — Les dents d'un blanc bleuâtre et transparentes sont de moindre résistance.

Une maladie constitutionnelle qui a entravé la seconde dentition a laissé sur les dents une ponctuation et des ondulations transversales (*Érosion*).

L'absence des dents ou leur état anormal coïncident souvent avec des troubles dans les fonctions de nutrition.

Les dents jaunâtres, dénuées d'émail, se rencontrent chez les ouvriers travaillant à la fabrication artificielle de la soude.

Voûte palatine. — Lorsque la voûte affecte une forme ogivale, accompagnée d'un rétrécissement des narines, les phénomènes de nasonnement sont très manifestes.

Pharynx et arrière-gorge. — On rencontre alors à l'inspection du pharynx et de l'arrière-cavité des fosses nasales, de petites tumeurs molles, dites végétations adénoïdes, qui rendent la respiration difficile.

Modifications de coloration. — La *coloration* générale de la bouche est pâle dans l'anémie et très rouge dans l'hyperhémie.

Une coloration rouge de la muqueuse buccale peut indiquer le début de la rougeole, de la variole, de la scarlatine.

La coloration de la muqueuse buccale peut être accidentelle et parfois provenir de fruits, d'encre, de couleurs, etc.

D'autres fois, elle est symptomatique. Gubler cite le cas d'un individu, souffrant d'une affection abdominale, qui eut la langue colorée en noir.

Les lèvres et la langue violacées et cyanosées sont l'indice de l'asphyxie.

Dans certaines maladies, la muqueuse buccale montre des taches noirâtres, telle la maladie d'Addison.

Les taches ou colorations jaunâtres se manifestent dans l'ictère.

La coloration gris bleuâtre du bord gingival appartient aux saturnins.

La couleur noirâtre de la muqueuse ou de l'épiderme peut aussi provenir de brûlures d'acide sulfurique et la couleur jaunâtre de brûlures d'acide azotique.

Dans un grand nombre de maladies aiguës, il se forme sur les gencives un enduit jaunâtre ou grisâtre.

Dans la fièvre typhoïde spécialement, la rougeur se manifeste sur les bords de la langue, tandis que sa face supérieure reste couverte d'un enduit saburral épais, puis, dans la période d'état, elle se fendille et se sèche (langue de perroquet).

Lorsqu'un enduit blanchâtre s'étend sur la langue, elle est dite *villeuse*.

ARTICLE II. — MODIFICATIONS DES ODEURS, DES SÉCRÉTIONS ET DES ENDUITS BUCCAUX.

Modifications des odeurs. — L'*odeur* aigre de la bouche est due à une mauvaise digestion. Elle se rencontre fréquemment chez les enfants.

Une odeur se rapprochant de celle de la choucroute se manifeste dans la glycosurie.

L'odeur d'œufs pourris (hydrogène sulfuré) est concomitante à un embarras gastrique.

La fétidité de l'haleine est alliée à la stomatite mercurielle, à la gangrène de la bouche, à certains abcès.

L'odeur fécaloïde appartient aux troubles intestinaux inflammatoires et d'après certains auteurs aux personnes qui font abus de tabac.

Une mauvaise haleine au réveil se manifeste aussi chez certaines jeunes filles chlorotiques.

La fétidité existe aussi lorsqu'il y a des dents cariées, des pièces prothétiques mal soignées.

Les pulpes dentaires en voie de mortification, les cavités pulpaires et les canaux dentaires dans les caries du 4e degré dégagent une odeur *sui generis* bien connue des praticiens.

Modifications des sécrétions. — L'acidité de la

bouche est un phénomène consécutif du muguet (Gubler). Elle peut aussi accompagner une gastrite.

La sécheresse et l'humidité de la muqueuse buccale ne sont pas sans intérêt pour le clinicien.

Le ptyalisme ou sialorrhée est concomitant à certaines affections buccales, telles que stomatites ulcéro-membraneuses, mercurielles, aphtes. Il peut être symptomatique d'irritations glandulaires par l'action d'un poison, d'un médicament.

Il accompagne aussi les névroses, la suppression des menstrues (Royer-Collard), la diminution de la sueur et de l'urine.

L'excès de ptyalisme peut se montrer dans le frisson fébrile, la peur; le défaut de ptyalisme, dans la fièvre brûlante, l'inflammation intense.

L'humidité partielle et exagérée de la muqueuse buccale peut provenir d'hémiplégie cérébrale et dans ce cas les phénomènes s'accentuent du côté paralysé.

Une salivation blanche et écumeuse résulte souvent de l'alcoolisme, de la rage, du délire, des crises d'épilepsie.

Modifications des enduits buccaux. — L'enduit saburral mérite une attention spéciale. Il dénote l'inappétence, les troubles des voies digestives, l'embarras gastrique.

Le tartre dentaire prend sa place parmi les enduits que l'on rencontre dans la bouche au niveau du collet des dents et contribue à modifier les odeurs qui se dégagent de la bouche.

Il varie du gris jaunâtre au brun foncé suivant qu'il emprunte sa coloration au tabac, à l'émanation de poussières métalliques, etc. Voy. *Tartre* (1).

(1) Frey, *Pathologie de la bouche et des dents (Manuel du Chirurgien dentiste).*

Article III. — Modifications de la sensibilité et de la motricité.

Modifications de la sensibilité. — La sensibilité de la bouche, peu développée à l'état normal, devient exagérée par suite de modifications pathologiques.

La sensibilité à la température (thermesthésie) est très marquée dans la phlegmasie buccale.

La sensibilité au chatouillement (pallesthésie) qui peut aller jusqu'au prurit se manifeste dans certaines maladies.

La sensibilité au goût se perd parfois complètement dans certains embarras gastriques. D'autres fois les malades éprouvent dans la bouche un goût spécial.

La partie antérieure de la langue subit une diminution de sensibilité par l'usage de l'aconitine. Certains médicaments, tels que la menthe, la cannelle, etc., modifient ou atténuent le goût ou produisent l'anesthésie momentanée du goût.

Cette anesthésie gustative peut aussi se produire à la suite de parotidites, de phlegmons, d'hystérie, de ramollissement cérébral.

Modifications de la motricité. — Les troubles de motricité comprennent les tremblements, les contractures, les convulsions, la paralysie.

Les lèvres peuvent être animées de mouvements incertains, de « titubation » à la suite d'affections, telles que la fièvre typhoïde, l'alcoolisme, le saturnisme.

Le tremblement est consécutif ou concomitant à la colère, au frisson, à l'éclampsie, aux affections cérébrales, au délire, aux convulsions (chez les enfants).

Le tremblement de la langue est inhérent au délire alcoolique.

La contracture latérale, ou bilatérale, des lèvres, provient souvent du tétanos, des convulsions ou de l'épilepsie.

La mollesse et la flaccidité des joues jointes à l'aspect qu'offre la commissure labiale de rester entr'ouverte, et abaissée, dénotent la paralysie faciale.

La paralysie du voile du palais est la première et parfois la seule manifestation de la paralysie diphtérique.

La paralysie de la luette concorde souvent avec la paralysie faciale.

La contracture des muscles masticateurs est souvent liée à l'éruption ou à la carie de la dent de sagesse, aux stomatites et aux phlegmons.

Le trismus est symptomatique du tétanos, de la méningite (Gubler).

Le mâchonnement peut aussi se rattacher à des lésions des centres nerveux.

Le grincement des dents accompagne l'apoplexie, l'épilepsie, l'hystérie. D'après Graves, le grincement diurne continuel peut être inhérent à l'hypéresthésie dentaire.

Article IV. — Modifications de la température.

La température de la bouche, qui est normalement de 37°,2 à 37°,5, augmente dans la fièvre, les fluxions, les abcès, les phlegmons, etc.

Chez les enfants à la mamelle, les modifications de la température buccale sont un indice précieux de l'état fébrile du nourrisson.

Dans certaines lésions inflammatoires, stomatites, fièvres éruptives (rougeole, etc.), la température s'élève de plusieurs degrés alors qu'elle s'abaisse dans le choléra, etc.

CHAPITRE III

SYMPTOMES CLINIQUES DES AFFECTIONS DE LA BOUCHE.

On peut diviser cliniquement les affections (1) que l'on rencontre dans la bouche en sept groupes principaux :

1° Vices de conformation ;
2° Traumatismes ;
3° Lésions inflammatoires et infectieuses ;
4° Syphilis ;
5° Tuberculose ;
6° Tumeurs ;
7° Névralgies et paralysies.

A chacun de ces groupes appartiennent des symptômes généraux, qui permettent de les reconnaître facilement et de les différencier.

ARTICLE Ier. — VICES DE CONFORMATION.

Ces affections, d'origine congénitale, sont assez fréquentes dans la bouche et donnent lieu à des troubles fonctionnels auxquels le praticien peut être appelé à remédier par des moyens chirurgicaux et prothétiques. Elles doivent être différenciées des difformités acquises, dues le plus souvent à des traumatismes.

(1) Ces affections étant déjà étudiées dans deux autres volumes du *Manuel du chirurgien dentiste*, nous nous contentons d'indiquer leurs symptômes cliniques. Nous renvoyons le lecteur pour la pathogénie au tome II du *Manuel* (*Pathologie de la bouche et des dents* par le Dr L. Frey), et pour le traitement, au tome III (*Thérapeutique de la bouche et des dents*, par le Dr M. Roy).

Les vices de conformation que l'on rencontre dans la bouche intéressent les lèvres, la voûte palatine (*bec de lièvre, divisions et perforations*) et la langue (*macroglossie*).

§ 1. — *Lèvres.*

Atrésie. — L'*atrésie*, ou rétrécissement de l'orifice buccal, est congénitale ou acquise.

Cette difformité occasionne une grande gène dans la phonation et la déglutition.

On observe un écoulement constant de salive et l'écartement des mâchoires se trouve restreint.

Renversement. — Dans le renversement ou *ectropion*, la lèvre est projetée en dehors.

Cette difformité, congénitale ou acquise, entraîne peu ou presque pas de phénomènes fonctionnels. On la reconnait aisément, et son diagnostic n'offre aucune difficulté.

Bec de lièvre. — Division verticale des lèvres dans une étendue plus ou moins grande de leur hauteur (Kirmisson).

Les différentes variétés de becs de lièvre sont les suivantes :

A. *Bec de lièvre de la lèvre supérieure.* — C'est le plus fréquent. Il peut être simple ou compliqué :

1° *Unilatéral simple.* — La fissure n'intéresse que les lèvres. Elle occupe généralement le *côté gauche* de la lèvre supérieure et par exception la partie médiane. La fente peut s'étendre jusqu'à la narine ou n'occuper qu'une hauteur variable. Les bords de cette fente ont une coloration rosée; le bord interne est vertical, le bord externe, oblique de bas en haut; la fente a la forme d'un V à sommet supérieur.

2° *Double ou bilatéral.* — La lèvre est divisée en trois parties : une médiane et deux latérales.

3° *Commissural ou génien.* — Anomalie peu fréquente. L'exagération des commissures labiales porte l'orifice buccal vers les oreilles.

4° *Compliqué ou complexe.* — Il comprend :

Les *fissures labio-alvéolaires.* — La fissure, après avoir intéressé la lèvre, s'engage dans le maxillaire et s'arrête au trou palatin antérieur.

Les *fissures labio-palatines.* — La fissure s'étend vers la voûte palatine et même le voile du palais (*gueule de loup*).

B. *Bec de lièvre de la lèvre inférieure.* — Il est assez rare et toujours médian.

§ 2. — *Voûte palatine et voile du palais.*

Divisions congénitales. — Les divisions congénitales de la voûte palatine sont la conséquence du bec de lièvre compliqué.

Elles comprennent : les *fissures antérieures*, qui partent du bord alvéolaire et s'étendent plus ou moins en avant ; les *fissures postérieures*, qui s'engagent vers la voûte osseuse, et les *fissures totales*, qui affectent la voûte dans sa totalité et s'étendent jusqu'au voile du palais et à la luette.

Le bec de lièvre amène des troubles fonctionnels nombreux dans la phonation, la mastication, la succion, la déglutition, l'olfaction (Chrétien), auxquels l'on essaye de remédier par des opérations chirurgicales ou des appareils prothétiques (1).

§ 3. — *Langue.*

Bifidité. — Anomalie assez rare chez l'homme. Quelques cas ont été observés.

(1) Voir Martinier, *Prothèse (Manuel du Chirurgien dentiste)*

Ankyloglosse. — L'ankyloglosse, ou adhérence de la langue au plancher buccal, peut être congénital ou acquis.

Suivant son siège, il se divise en supérieur, inférieur, latéral, partiel ou total.

Ankyloglosse supérieur. — Il est constitué par de larges adhérences. La langue est comme collée au palais. Très rare.

Ankyloglosse inférieur. — L'adhérence a lieu au plancher buccal. Elle est rarement complète et généralement produite par des brides fibreuses.

Ankyloglosse latéral. — Les adhérences ont lieu avec les gencives, mais rarement avec la face interne des joues.

Ankyloglosse partiel. — Le filet, par sa brièveté, amène une contrainte dans les fonctions de la langue. Gêne de succion chez les nouveau-nés ; difficulté de phonation.

Ankyloglosse total. — Affection très rare, qui entrave la déglutition et la succion et peut amener l'asphyxie par le passage des liquides dans les cavités aériennes.

Macroglossie. — « La macroglossie est une affection, le plus souvent congénitale, caractérisée par l'hypertrophie et le prolapsus de l'organe » (Dubois).

Symptômes. — Les premiers symptômes peuvent se manifester dès le premier âge. Mais c'est généralement vers la 2e ou 3e année que la saillie commence à apparaître. La langue peut atteindre et dépasser parfois dix fois son volume ordinaire. Elle s'étale sur le menton ; sa consistance et sa forme paraissent généralement normales. La pression sur les arcades dentaires produit une ulcération circulaire. On remarque parfois l'atrophie du maxillaire. Les dents sortent de leurs arcades et tombent. La parole est presque nulle et la respiration devient nasale.

L'affection est progressive et dure autant que la vie du sujet. L'issue peut être funeste, tant par suite de suffocation que d'épuisement.

Absence de la langue. — L'absence peut être congénitale ou acquise. « Dans l'absence congénitale de la langue, il existe presque toujours sur le plancher de la bouche un petit mamelon, représentant la base de l'organe » (Kirmisson). Certaines ulcérations peuvent la provoquer; cette absence est due parfois à une intervention chirurgicale.

ARTICLE II. — TRAUMATISMES.

Les traumatismes affectent assez fréquemment la face, la bouche, etc. Nous rangerons dans cette catégorie toutes les lésions produites par des agents physiques ou chimiques. Ces lésions se divisent ainsi : contusions, plaies, brûlures, froidures, fractures, luxations, corps étrangers et calculs.

§ 1. — *Lèvres.*

Contusions. — Elles offrent peu d'importance quand elles sont locales, mais elles peuvent revêtir une certaine gravité quand elles sont accompagnées de lésions traumatiques intéressant le maxillaire. Ordinairement les lésions siègent plutôt du côté de la muqueuse.

Plaies. — Leur gravité peut s'accentuer, lorsqu'elles sont dues à l'action verticale d'un instrument coupant, à cause de l'écartement des fibres qui agissent en sens inverse en tirant sur les bords de la plaie; la section des artères coronaires labiales provoque une hémorrhagie abondante.

Les plaies par morsure d'animaux venimeux sont

assez rares en France, sauf celles produites par la piqûre des abeilles ou des frelons. Ces derniers occasionnent des tuméfactions graves qui s'étendent parfois à toute la face.

Les plaies par armes à feu ont des bords déchiquetés et noirâtres. L'hémorrhagie peut être nulle, mais est parfois très abondante. La douleur est variable.

Brûlures. — SYMPTÔMES. — La symptomatologie des brûlures des lèvres ne diffère pas de celle de la muqueuse buccale.

Les brûlures sont caractérisées par des *symptômes locaux* et des *symptômes généraux.*

1° *Symptômes locaux.* — Ces symptômes varient d'après la nature, l'étendue et la profondeur de la lésion.

Dupuytren reconnait 6 degrés aux brûlures, dont voici les symptômes et manifestations correspondantes :

1er degré : érythème ;

2e degré : inflammation avec phlyctènes.

3e degré : mortification du derme et d'une partie de l'épiderme.

4e degré : mortification totale de la peau.

5e degré : mortification des parties molles, muscles, nerfs, vaisseaux.

6e degré : carbonisation du membre, voire même de l'os.

2° *Symptômes généraux.* — Ils se manifestent sous trois formes. A la *première* appartient la *douleur*, vive au début, les *variations du pouls*, l'*agitation ;* à la *seconde*, les *accidents inflammatoires ;* à la *troisième*, la *suppuration.*

Gerçures. — Les gerçures des lèvres siègent ordinairement sur la ligne médiane. Il se produit d'abord de la rougeur une extrême sensibilité. Puis apparaissent les crevasses transversales. Les contractions de l'organe arrachent souvent la croûte qui se forme, ce qui prolonge la durée de l'affection.

§ 2. — *Gencives et muqueuse buccale.*

Un des traumatismes les plus fréquents des gencives reconnaît pour cause l'extraction des dents avec la clef. L'application du *panneton* provoque des contusions de différents degrés, suivant la pression exercée.

Des déchirures de la gencive ont été souvent produites par la même cause : l'extraction des dents par la clef et même par le davier.

§ 3. — *Joues.*

Les joues sont atteintes par tous les traumatismes de la face.

Plaies. — Les *plaies* sont produites par divers instruments tranchants, contondants, piquants, tels que porte-plume, crayon, pipe, armes à feu, armes blanches ; par les morsures d'animaux enragés, par les piqûres d'insectes.

Symptômes. — Dans les contusions, ecchymoses plus ou moins étendues.

Dans les plaies par instruments tranchants, écartement des bords, écoulement sanguin ; dans les plaies par instruments piquants, écartement moindre ; dans les plaies par armes à feu, bords de la plaie noirâtres et déchiquetés, hémorrhagie, quelquefois abondante. Dans tous les cas, douleur d'intensité variable.

Dans les morsures, les plaies offrent un aspect elliptique dû à la forme des dents. L'écoulement est en général nul, mais la douleur est très vive.

Brûlures. — Les *brûlures* sont occasionnées par des aliments très chauds, les acides, etc.

Les caractères généraux de ces lésions n'offrent rien de particulier.

§ 4. — *Langue.*

Plaies. — Elles peuvent provenir d'instruments piquants, tranchants ou contondants.

1° *Instruments piquants.* — Elles offrent peu de gravité, sauf le cas où elles peuvent provoquer des hémorrhagies assez abondantes ou lorsqu'elles sont produites par un instrument, pied de biche, rugine, foret ou fraise, pendant une opération dentaire, cet instrument pouvant introduire un produit septique.

2° *Instruments tranchants.* — Ces plaies, produites par sectionnement, sont peu profondes, quoiqu'on ait remarqué des cas où la partie libre de la langue a a été complètement enlevée.

3° *Instruments contondants.* — La mastication peut occasionner des morsures peu importantes. Dans l'*épilepsie*, ces accidents peuvent amener des plaies plus graves, soit par la violence de la morsure, soit par sa fréquence (1); les plaies peuvent encore provenir de coups ou de chutes sur le menton (2). Les débris de racines dentaires, les dents cariées, les appareils de prothèse ou des obturations provoquent également des ulcérations simples.

(1) Il a été observé à Bicêtre un épileptique ayant la langue tellement tuméfiée au delà du sillon creusé par la morsure, que l'ablation en fut indiquée.

(2) Deux cas de ce genre ont été observés chez des enfants de 4 et 13 mois. La division de la langue avait été partielle et un lambeau flottait librement à la partie antérieure (Wilkes et Branca).

Les plaies par armes à feu offrent beaucoup de gravité, à cause de la dilacération des parties et des fractures du voisinage qu'elles occasionnent toujours.

Brûlures. Froidures. — Les brûlures produites par des aliments sont légères, à cause de leur rejet immédiat. J. Frank cite comme conséquence des cas de glossites.

Les brûlures par agents chimiques ou autres produits analogues sont étendues. Elles atteignent quelquefois toute la muqueuse buccale.

L'emploi de certains réfrigérants, dans l'anesthésie locale pour opérations dentaires, a été signalé comme cause de froidure. La congélation de la langue avait donné lieu à la formation d'eschares étendus.

Corps étrangers. — Ce sont les projectiles d'armes à feu, les aiguilles, les arêtes, les fragments d'os ou de dents.

Ils produisent des plaies, des tumeurs, des enkystements et leur diagnostic n'offre aucune difficulté. Une simple pression sur la partie douloureuse suffit pour révéler la présence du corps étranger.

§ 5. — *Voûte palatine et voile du palais.*

Les différents traumatismes de la voûte palatine et du voile du palais peuvent être des blessures plus ou moins étendues, produites par des corps étrangers, introduits pendant la mastication, ou par des armes à feu, ou à la suite d'opérations chirurgicales. Elles donnent lieu à de simples plaies ou à des perforations de la voûte et du voile.

Perforations accidentelles. — Les perforations accidentelles diffèrent des perforations congénitales (p. 35). Elles ne présentent dans leur siège et dans leur forme aucune régularité. Elles sont tantôt larges, tantôt petites, latérales ou médianes. La conformation de leurs bords est un des signes les plus caractéristiques des perforations accidentelles. « Tandis que les perforations congénitales présentent des bords épais, charnus, mobiles, les perforations accidentelles, au contraire, ont des bords minces, cicatriciels, adhérents aux os, qui sont loin de présenter la même ressource pour la réparation » (Kirmisson).

Plaies. — Les plaies par instruments sont assez fréquentes, chez les enfants, par suite de leur mauvaise habitude de tout porter à la bouche.

§ 6. — *Maxillaires.*

Fractures. — Les fractures des maxillaires peuvent atteindre la mâchoire supérieure ou la mâchoire inférieure.

Fractures de la mâchoire inférieure. — Causes. — Les causes les plus fréquentes qui les déterminent peuvent être *directes*, tels que coups, armes à feu, traumatismes en général, ou *indirectes*, quand un corps pesant agit sur un côté pendant que l'autre est posé sur le sol.

Il en existe plusieurs variétés ; elles peuvent être multiples, siéger sur l'apophyse coronoïde, sur le col du condyle, sur les branches ou le corps du maxillaire ou enfin sur les bords.

Symptômes. — Les premiers symptômes qui se manifestent au moment de l'accident sont la douleur intense que la pression exagère, la tuméfaction, des crachements sanguins, une salivation abondante. La rupture ou l'ébranlement des dents et le déplacement de l'articulation des dents entre elles en sont une conséquence fréquente.

Le déplacement des deux portions de la mâchoire est facile à déterminer, quand la fracture siège sur la partie antérieure du maxillaire. Une crépitation spéciale se fait sentir quand on saisit l'endroit lésé. Enfin le malade éprouve une grande difficulté pour ouvrir la bouche, pour la mastication ou la phonation.

Il est plus difficile de déterminer le siège de la fracture quand elle s'est produite sur les branches montantes. Néanmoins le diagnostic peut s'établir par la douleur locale, la mobilité anormale ou la pression exploratrice exercée soit sur la face externe soit sur la face interne.

Complications. — Les complications qui résultent de ces fractures sont les contusions des parties molles, la déchirure du nerf dentaire, la rupture d'une paroi du conduit auditif accompagnée d'hémorrhagie, la stomatite, la nécrose, l'infection purulente par l'absorption du pus (Richet); enfin, la pseudarthrose, l'ankylose de l'articulation, des névralgies, etc.

Fractures de la mâchoire supérieure. — Elles sont plus rares.

Causes. — De même que pour les précédentes, les causes qui les déterminent peuvent être *directes*, ou *indirectes*, par propagation d'un coup portant sur le crâne.

Elles présentent plusieurs variétés. La fracture peut porter sur un point isolé, le bord alvéolaire, la voûte palatine, ou occuper tout le corps du maxillaire.

Symptômes. — Les symptômes habituels des fractures, déformation, mobilité, lorsqu'ils se présentent, facilitent beaucoup le diagnostic. Mais, lorsque ces symptômes habituels manquent, la méthode d'Alphonse Guérin peut être employée avec profit. « Elle est basée sur la coexistence de la fracture de l'apophyse ptérygoïde et du maxillaire supérieur. Le doigt, porté dans la cavité buccale, au niveau de l'aile interne de l'apophyse ptérygoïde, provoque une douleur vive et quelquefois même permet de constater la mobilité de cette apophyse» (Kirmisson).

§ 7. — *Sinus maxillaire.*

Plaies, fractures, épanchements sanguins. — Les traumatismes du sinus maxillaire comprennent les plaies, les fractures et les épanchements sanguins; ces derniers sont généralement les conséquences d'une contusion ou d'une hémorrhagie nasale, d'une opération chirurgicale ou de l'introduction de corps étrangers, telles une dent ou une racine, pendant l'extraction.

Ces diverses causes déterminent une inflammation de la muqueuse qui tapisse le sinus et provoquent des abcès ou des fistules, que nous étudierons avec les lésions inflammatoires (p. 65).

Fistules. — Les fistules du sinus résultent soit de traumatismes, coup, extraction de dents, etc., soit d'abcès. Les fistules prennent issue sur la joue ou dans le palais. Le passage de l'air par la fistule se fait sentir quand le malade se mouche. Le liquide injecté par la fistule sort par les fosses nasales, mais ce symptôme n'existe pas toujours. L'exploration à l'aide d'un stylet permet très facilement de préciser la nature de l'affection.

§ 8. — *Articulation temporo-maxillaire.*

Luxations. — On distingue cliniquement deux variétés de luxations.

Luxation bilatérale. — Elle est due soit à un

traumatisme, soit à des phénomènes physiologiques, tels que rires, bâillements exagérés, etc.

Les symptômes qui la caractérisent sont empruntés principalement à l'aspect qu'elle offre par suite du déplacement de la mâchoire inférieure qui est portée soit en avant et donne l'aspect du menton de galoche, ou est portée en bas. La douleur est vive, la salivation incessante, la mastication impossible par suite de l'impossibilité de rapprocher les mâchoires, et la parole difficile.

Luxation unilatérale. — Elle est plus rare.

Le menton est porté de côté, l'articulation des dents entre elles est déplacée, les incisives inférieures passent en avant des supérieures d'un seul côté. On constate un aplatissement de la joue du côté luxé et un creux du côté sain.

§ 9. — *Glandes salivaires.*

Plaies. — Il n'y a guère que la parotide qui soit atteinte par les traumatismes, à cause de sa situation superficielle.

Fistules salivaires. — Les plaies de la parotide donnent souvent lieu à des *fistules salivaires*. Ces fistules peuvent être *parotidiennes* ou provenir du *canal de Sténon*.

Symptômes. — Le principal symptôme est l'écoulement de la salive par une ouverture anormale. Cet écoulement se produit pendant la mastication ou lorsque le malade parle. Il est plus abondant dans les fistules du canal de Sténon que dans les fistules parotidiennes. L'orifice dans ces dernières est situé plus en arrière que dans les premières.

Un autre symptôme est la sécheresse de la muqueuse du côté de la fistule.

§ 10. — *Plancher de la bouche.*

Corps étrangers. — Les corps étrangers dans le *canal de Wharton* sont en général de forme mince et allongée, tels que poils de brosse à dents, arête de poisson, etc.

Ils provoquent une douleur très vive, généralement à la suite d'un repas, puis il se produit une tuméfaction avec écoulement de pus. La déglutition et la mastication peuvent être gênées par la présence de ces corps dans le canal et les phénomènes qui les accompagnent persistent jusqu'à leur leur extraction.

Calculs salivaires, calculs du canal de Wharton. — Ils se trouvent dans le canal ou dans les glandes sous-maxillaires et sublinguales.

Les symptômes de cette affection se manifestent par une certaine rougeur de la muqueuse et de l'orifice du canal, une tuméfaction de forme allongée avec poussée d'inflammation aiguë et tension du plancher buccal. Les douleurs spéciales qui accompagnent cette affection prennent le nom de *coliques salivaires.* Elles se produisent souvent pendant les repas. Le pus se forme et s'écoule par l'orifice du canal. Le calcul s'échappe par le conduit ou par l'issue ouverte par la suppuration. L'inflammation peut s'étendre à la glande et donner naissance à un phlegmon du cou.

Article III. — Lésions inflammatoires et infectieuses.

Les lésions inflammatoires et infectieuses occupent une place importante dans la pathologie de la bouche, car elles affectent les lèvres, les joues, la langue, les gencives, la muqueuse buccale, etc. Les manifestations syphilitiques et tuberculeuses seront l'objet d'une étude spéciale (p. 69 et 73).

D'après Cornil et Ranvier, on donne le nom d'*inflammation* à la série des phénomènes provoqués dans les tissus ou organes vivants par l'action d'un agent irritant physique ou chimique.

Les symptômes locaux se traduisent par la *rougeur*, la *tuméfaction*, la *chaleur*, la *douleur* et l'*exsudation* (Folin).

Lorsque l'inflammation est limitée à une région déterminée, elle prend différents noms particuliers.

Exemples :

Glossite, inflammation de la langue; *palatite*, inflammation du voile du palais; *gingivite*, inflammation de la gencive; *stomatite*, inflammation de la muqueuse buccale.

L'inflammation des muscles prend le nom de *myosite;* des articulations, celui d'*arthrite;* des os, celui d'*ostéite*, etc.

Les inflammations des parties profondes présentent des troubles fonctionnels variables avec la localisation de la maladie.

L'inflammation se termine par résolution ou par suppuration. Cette dernière solution donne lieu à la formation d'abcès, avec ou sans fistules, de phlegmons, de kystes, ou bien elle produit l'ulcération et la mortification des tissus : *gangrène* ou *nécrose*. Elle peut aussi se terminer par atrophie ou par hypertrophie des tissus.

§ 1. — *Lèvres.*

La plupart des affections cutanées ont des manifestations sur la face et les lèvres. Elles sont primitives ou symptomatiques.

Herpès labial. — Affection des plus communes.

Il siège surtout à la lèvre supérieure, et débute par des taches congestives sur lesquelles se montrent des vésicules miliaires qui deviennent opalines, se dessèchent et donnent lieu à de petites *croûtes* jaunâtres, assez adhérentes.

Eczéma de la lèvre supérieure. — Caractérisé par la tuméfaction et la rougeur de la lèvre, des croûtes et des pustules ou des gerçures siégeant autour de l'orifice buccal.

L'eczéma peut envahir la muqueuse buccale ou linguale.

Il existe une variété d'eczéma dit *de dentition* (Brocq), qui se localise à la face et aux mains. Il coïncide avec les poussées dentaires.

Les érythèmes, l'impétigo, les éruptions de causes externes, etc., et presque toutes les variétés de dermatoses affectent la face, les lèvres, les joues ou la langue.

Furoncles et anthrax. — Les furoncles et les anthrax prennent une importance particulière lorsqu'ils se produisent sur les lèvres. L'inflammation peut se propager à la veine labiale, envahir la veine faciale et, de là, gagner la veine angulaire, puis la veine ophtalmique et les sinus de la dure-mère. Il en résulte des désordres cérébraux fort graves, qui ont parfois provoqué la mort.

Ces inflammations forment des tumeurs saillantes et rouges qui sont accompagnées des phénomènes généraux de douleur et de chaleur. Après la production d'un point blanc au sommet de la petite tumeur, il se forme une ouverture donnant issue au bourbillon.

Leur siège de prédilection est la lèvre supérieure.

Pustule maligne. — Elle se rencontre sur les lèvres, avec ses symptômes spéciaux et sa gravité particulière.

Phlegmons. Abcès. — Ils se produisent surtout à la face postérieure du côté de la muqueuse.

Le phlegmon succède en général à une plaie, à l'érysipèle.

Les périostites alvéolo-dentaires des incisives centrales provoquent souvent des abcès de la lèvre supérieure, qui sont très douloureux.

§ 2. — *Joues.*

Phlegmons et abcès. — Ils ont ordinairement pour cause une éruption dentaire difficile ou la carie du 4e degré. La chute sur la face produit souvent des abcès par suite de l'inclusion de corps étrangers dans les tissus. Quelques abcès de la joue proviennent de foyers purulents développés dans les régions avoisinantes.

Furoncles et pustule maligne. — Les furoncles sont rares. Quant à la pustule maligne comme celle des lèvres, elle s'observe, surtout dans les diverses professions qui s'occupent des bêtes bovines et ovines, par l'inoculation d'un virus contenant la bactéridie charbonneuse. Le bouton, qui débute sur la peau, s'enflamme, un œdème étendu se produit, et il se forme un véritable foyer gangreneux.

Les différentes lésions inflammatoires ou ulcéreuses qui se produisent dans la bouche peuvent s'étendre à la joue, ou prendre naissance en ce point, telles que les diverses variétés de dermatoses, les stomatites ulcéro-membraneuses, mercurielles, le noma, les ulcérations syphilitiques et tuberculeuses, etc.

§ 3. — *Langue.*

Glossites. — Elles consistent dans l'inflammation de la langue, qui peut n'être que *superfi-*

cielle, lorsqu'elle n'intéresse que la muqueuse, ou *profonde*, quand le tissu charnu de l'organe est atteint.

Symptômes généraux. — La maladie débute brusquement. La langue est tantôt pâle, tantôt rouge, tantôt noirâtre. Elle se gonfle et fait généralement saillie hors de la bouche. La salivation est abondante par suite de l'ouverture constante de la bouche, et l'articulation des mots difficile. La déglutition est entravée et, dans certains cas, la suffocation peut être assez forte pour nécessiter la trachéotomie.

L'évolution de la maladie est de quelques jours. Parfois, lorsque l'affection ne se termine pas par résolution, il se produit un abcès avec émission fétide de pus.

Une inflammation excessive peut amener un gonflement considérable de la langue et déterminer la mort en quelques heures. On rapporte le cas d'un malade mort après vingt-deux heures (Lyfor).

La gangrène peut aussi se produire dans la partie de la langue faisant saillie hors de la bouche et comprimée par les dents.

La glossite peut être primitive ou consécutive à des inflammations de la muqueuse buccale.

Rare chez l'enfant, commune chez l'adulte et plus fréquente chez l'homme que chez la femme.

Glossites superficielles. — Glossite superficielle aigue. — Connue aussi sous le nom de *glossite muqueuse*, elle provient généralement d'une inflammation étendue de la muqueuse buccale qui se localise sur la langue.

A signaler la variété connue sous le nom d'*herpès lingual*.

Glossites superficielles chroniques. — Elles renferment deux variétés :

A. *Glossite exfoliatrice marginée ou desquamation épithéliale de la langue.* — La desquamation se produit au centre d'un épaississement épithélial. Puis elle s'étend, limitée par une zone grisâtre d'épithélium.

B. *Leucoplasie buccale (ichtyose linguale, psoriasis buccal, kératosis, stomatite épithéliale chronique, plaques blanches, leucoplakia).* — Siège principalement à la face dorsale de la langue et à la face interne des joues.

Au début, taches rouges et granuleuses d'une durée de plusieurs mois. Puis les taches deviennent grisâtres et blanchâtres. Pendant la période d'extension, les taches sont entourées d'un liséré filiforme.

A défaut de résolution de la lésion, les plaques s'étendent et recouvrent l'organe de papilles squameuses.

Sur la muqueuse rigide, il se produit parfois des fissures, des craquelures, des indurations, d'où hémorrhagies légères, suppuration, induration du derme.

Cette affection peut envahir toute la muqueuse buccale.

Glossites profondes. — A. *Glossite parenchymateuse aiguë.* — Elle débute ordinairement brusquement, mais souvent elle est précédée d'inflammation aphteuse. Au commencement, douleur, puis gonflement et fièvre.

Elle peut n'affecter que tout ou partie de l'organe, d'où une subdivision en : 1° glossite totale, 2° hémiglossite, 3° glossite basique.

B. *Glossite profonde chronique.* — En clinique, on en décrit deux formes :

1° *Glossite chronique généralisée.* — Affection qui a été quelquefois liée à la macroglossie, mais qui en diffère en ce qu'elle n'a pas de tendance à l'accroissement.

2° *Glossite chronique localisée.* — Il est important de la connaître, à cause des erreurs de diagnostic auxquelles elle peut donner lieu.

Lorsqu'elle est produite par l'irritation provoquée par les bords tranchants d'une dent cariée, il se forme au début une partie mamelonnée ayant l'apparence d'une gomme. Si la dent n'est pas enlevée ou limée, une ulcération dite *ulcère dentaire* se produit, à bords sinueux à pic, avec fond jaunâtre.

§ 4. — *Gencives et muqueuse buccale.*

Gingivites et stomatites. — Les inflammations des gencives sont connues sous le nom de *gingivites ;* étendues à toute la muqueuse buccale elles sont désignées sous le nom de *stomatites.* La gingivite est donc une stomatite localisée aux gencives. Nous les étudions sous le nom de *stomatite,* en réservant le terme de *gingivite* pour les phlegmasies limitées, qui sont plus communément désignées ainsi.

Les stomatites sont *aiguës* ou *chroniques.*

Stomatites aiguës. — Les stomatites aiguës se divisent en : 1° *simple, érythémateuse* ou *catarrhale,* 2° *ulcéreuse,* 3° *gangreneuse* (1).

Stomatite simple, érythémateuse ou catarrhale. — Cette variété est la plus simple. Ses débuts s'annoncent par une rougeur de la muqueuse, quelquefois par un peu de douleur, que le froid, les aliments augmentent. La langue est sèche, luisante et rouge. L'haleine peut devenir fétide. Lorsque

(1) Voir la classification qui a été adoptée par Isch Wall et qui nous paraît la plus rationnelle (P. Dubois, *Affections dentaires et affections de la cavité buccale,* Paris, 1894.)

l'inflammation se localise aux bords de la gencive (gingivite), on observe de petits saignements locaux, une légère tuméfaction dans les languettes inter-dentaires et de la desquamation épithéliale. Chez les anémiques la gencive présente une certaine pâleur. L'ébranlement des dents est fréquent.

Stomatite ulcéreuse. — Elle débute quelquefois par les phénomènes de la variété précédente. Souvent les accidents se présentent d'emblée. La salivation est abondante. L'haleine est fétide.

La gencive est le siège d'une ulcération étendue avec des points gris jaunâtre sur la muqueuse et dans les interstices dentaires qui sont extrêmement douloureux.

Quelquefois elle revêt la forme phlegmoneuse ; la gencive, fortement soulevée, paraît comme gonflée notamment dans les interstices dentaires. Elle est violacée et baignée d'un liquide séro-purulent; elle saigne facilement à la moindre pression.

Les dents se déchaussent et s'ébranlent. La mastication devient douloureuse.

Il ne faut pas confondre cette affection avec la gingivite ulcéro-membraneuse d'origine infectieuse et de nature épidémique. Elle s'en distingue par la moindre étendue des lésions.

Stomatite gangreneuse. — Souvent elle fait suite à la précédente; quelquefois les symptômes de la gangrène se présentent d'emblée ou presque, comme dans le noma.

Au début, les symptômes sont les mêmes que ceux des stomatites érythémateuses : chaleur de la bouche, gêne de la mastication, haleine fétide.

Puis l'état s'aggrave; des ulcérations se produisent, couvertes d'un putrilage grisâtre; elles deviennent gangreneuses.

La nécrose gagne le bord alvéolaire et entraîne la chute des dents.

Après les gencives, les lèvres, les joues, sont atteintes, puis les complications ganglionnaires se produisent (adéno-phlegmon).

Enfin des phénomènes généraux, fièvre, inappétence, diarrhée fétide, qui peuvent se terminer par la mort.

Stomatites chroniques. — Les stomatites chroniques peuvent être primitives ou déterminées par une cause locale continue, chicot, tartre ou scorbut; elles peuvent aussi n'être que la continuation de stomatites aiguës. Elles sont plus généralement limitées aux gencives. Elles affectent la forme fongueuse ou hypertrophique.

Stomatite fongueuse ou hypertrophique. — Elle est caractérisée par l'épaississement de la muqueuse et un relief très accusé du bord libre de la gencive, au niveau des languettes interstitielles, ou par la formation de végétations charnues et mamelonnées sur les gencives. Coloration rouge foncé et aspect général spongieux, granuleux. Suintement purulent et saignements fréquents. Fétidité de l'haleine et augmentation de la sécrétion salivaire.

L'abondance du tartre et surtout le port continuel d'un appareil prothétique insuffisamment nettoyé peuvent provoquer cette inflammation.

Quand l'hypertrophie de la gencive est très étendue, elle peut occasionner de graves troubles fonctionnels. Dans les cas graves, cette variété peut amener l'ébranlement et la chute des dents.

Les différentes stomatites se présentent soit *successivement*, sous l'une des formes de la maladie que nous venons d'étudier, comme la *gingivite tartrique* qui d'érythémateuse peut, dans certains cas, devenir ulcéreuse, soit *spontanément* comme la *stomatite ulcéro-membraneuse*, qui est d'emblée ulcéreuse, ou le *noma*, qui est de suite gangreneux.

Stomatites traumatiques, toxiques et spécifiques. — Étudiées au point de vue de leur étiologie, les stomatites ont été classées par divers auteurs (Magitot, Sébileau, Isch Wall), 1° en *stomatites traumatiques*, 2° *stomatites toxiques*, 3° *stomatites spécifiques*, qui ont une évolution et quelques symptômes déterminés.

Stomatites traumatiques. — Les *stomatites traumatiques* sont : la stomatite ou mieux la gingivite tartrique, celle des fumeurs et de certaines industries (verriers, etc.).

Gingivite tartrique. — Localisée presque toujours aux gencives, elle est mieux désignée sous le nom de *gingivite;* elle affecte généralement la forme érythémateuse.

Elle est reconnaissable par la rougeur de la gencive au contact des dépôts de tartre formés au collet des dents ; les dépôts se forment au voisinage des orifices de sortie des canaux, des glandes salivaires, c'est-à-dire à la mâchoire inférieure, à la face interne des dents antérieures et à la mâchoire supérieure à la face labiale des molaires (1) (Chauvin et Papot).

Le tartre se dépose quelquefois d'un seul côté de la mâchoire, le malade ayant cessé de mastiquer de ce côté depuis un certain temps. La gingivite est limitée aux parties de gencives voisines des dents recouvertes de tartre.

Gingivite des fumeurs. — L'abus du tabac, des poudres dentifrices de charbon, provoque ces *lisérés charbonneux* au bord libre des gencives et une irritation légère consécutive.

Dans le premier cas, elle forme la gingivite des fumeurs.

(1) Voir Frey, *Pathologie de la bouche et des dents*, in *Manuel du chirurgien dentiste*.

Gingivite des tailleurs de verre. — Dans les différentes industries où les ouvriers sont en contact avec des poussières irritantes, comme les verriers, il se produit une inflammation légère des gencives, comme la *gingivite des tailleurs de verre* de Baccarat.

Stomatites toxiques. — Les *stomatites toxiques* sont : les stomatites *mercurielle*, *cuprique*, *bismuthique*, *iodique*, *phosphorique*, etc.

Stomatite mercurielle. — Cette inflammation consécutive à l'absorption du mercure est caractérisée par une abondante sécrétion salivaire ou *ptyalisme*.

Elle affecte assez rapidement la forme ulcéreuse.

Les gencives sont gonflées, l'haleine est fétide et les dents semblent déchaussées et allongées.

Si la maladie progresse, on remarque que la tuméfaction des gencives augmente et envahit la langue et les joues. De petites ulcérations superficielles recouvrent la membrane muqueuse. Les gencives forment autour des dents un liséré rouge et saignant. Les sécrétions salivaires peuvent être très abondantes.

Si la maladie continue sa marche progressive, la langue augmente de volume, ainsi que la glotte. Dans certains cas, la fièvre, l'épuisement et la diarrhée peuvent amener des complications funestes.

Dans les formes graves de la stomatite mercurielle, l'inflammation gagne le périoste alvéolo-dentaire ; les dents sont déchaussées, ébranlées ; la face interne des joues se tuméfie et porte l'empreinte des dents, la langue acquiert un volume considérable (*glossite*). Toutes les parties envahies par l'inflammation sont rougeâtres et présentent des ulcérations qui se recouvrent d'un enduit grisâtre pultacé. La salivation est continuelle ; la salive s'écoule nuit et jour hors de la bouche et en telle abondance que le malade rend jusqu'à 3 et 4 litres en 24 heures (salivation mercurielle). Cette salive contient du mercure en petite quantité et blanchit l'or. Au milieu de ces symptômes, la déglutition devient fort difficile, l'haleine est horriblement fétide, la fièvre est ardente, la diarrhée survient et le malade tombe dans une anémie profonde (1).

STOMATITE BISMUTHIQUE. — Le bismuth produit sur la gencive un liséré brun, violacé ou noirâtre. Les autres symptômes sont analogues à ceux de la gingivite mercurielle.

STOMATITES DIVERSES. — Il en est de même des stomatites ou gingivites dues à l'absorption de l'argent, qui donne le liséré argyrique violet (Guipon de Laon); du plomb, qui donne le liséré saturnin ; du cuivre, *liséré cuprique;* du phosphore, du nitrate d'argent, de l'arsenic, du bromure, du cyanure et de l'iodure de potassium.

Parmi les substances organiques, Magitot cite la fuchsine et le jaborandi comme susceptibles de produire une tuméfaction des gencives.

Stomatites spécifiques. — Les *stomatites spécifiques* sont : les stomatites *aphteuse*, *crémeuse* (muguet), *ulcéro-membraneuse*, *scorbutique*, *syphilitique*, *tuberculeuse*, *diphtérique*, ainsi que celles dues aux diverses maladies infectieuses. Magitot y joint la *gingivite des femmes enceintes*.

STOMATITE APHTEUSE. APHTES. — L'ulcération peut se développer sur la muqueuse buccale ou sur le pharynx. Elle débute par l'apparition de petites vésicules entourées d'un liséré blanchâtre.

Au bout de 2 ou 3 jours, les vésicules laissent écouler un liquide blanchâtre, et les ulcérations se recouvrent d'une croûte jaunâtre. La cicatrisation s'opère en 4 ou 5 jours sans laisser de marques apparentes.

(1) Dieulafoy, *Path. int.*, 1896.

Les phénomènes fonctionnels qui accompagnent cette affection ont une intensité peu marquée et la douleur locale qui accompagne l'ulcération est de nature plutôt légère (forme légère). Lorsque les symptômes généraux acquièrent une certaine intensité, ils provoquent une fièvre spéciale désignée sous le nom de *fièvre aphteuse*. « La fièvre est vive, les troubles digestifs sont intenses, et la maladie, principalement chez les enfants et les vieillards, revêt une forme adynamique qui peut se terminer par la mort » (Dieulafoy).

Les lésions sont analogues à celles produites sur les animaux de la race bovine par la stomatite aphteuse dite *cocotte*, ce qui semble établir le caractère de transmission de cette affection des animaux à l'homme.

Stomatite crémeuse ou muguet. — Affection contagieuse, due à la présence d'un parasite, l'*oidium albicans* ou *saccharomyces albicans*, et caractérisée par un enduit d'aspect caséeux, sur la langue d'abord, puis sur toute la muqueuse buccale.

La muqueuse buccale revêt un aspect luisant. Elle est douloureuse. La chaleur et la coloration rouge apparaissent dès le début de cette affection. Puis paraissent des petits points blanchâtres, qui forment peu à peu des plaques irrégulières et minces.

La mastication et la déglutition sont difficiles. Il survient des vomissements et de la diarrhée, qui précèdent, suivent ou marchent simultanément avec l'apparition de la maladie.

L'examen microscopique ne permet aucun doute sur cette affection, qui révèle la présence du champignon parasite. Il permet en même temps de ne pas la confondre avec la stomatite diphtérique.

Le muguet apparaît chez les enfants mal nourris,

chez les adultes à la suite des maladies aiguës et chez les vieillards affaiblis. Il a dans ces deux derniers cas une signification grave.

NOMA OU GANGRÈNE DE LA BOUCHE, STOMATITE PUTRIDE, MALIGNE, GANGRENEUSE. — Maladie infectieuse, d'origine microbienne, caractérisée par la gangrène de la bouche. Beaucoup plus fréquente chez les enfants.

Le noma débute généralement par une induration de la face interne de la joue précédant une ulcération grisâtre qui envahit bientôt la muqueuse.

L'ulcération est entourée d'une zone rougeâtre à liséré saillant et dur. La gangrène gagne la peau de la joue, produit la perforation. Elle peut atteindre les os, les nécroser et provoquer la chute des dents.

Les désordres généraux qui accompagnent cette affection sont la fièvre, qui peut devenir intense et délirante, la diarrhée, l'amaigrissement ; la salive est fétide et sanguinolente.

La mort peut survenir par épuisement entre le 5e et le 15e jour.

STOMATITE ULCÉRO-MEMBRANEUSE. — Cette affection, qui débute spontanément par la forme ulcéreuse, s'en distingue par son caractère épidémique et contagieux, d'où les noms de *stomatite ulcéreuse épidémique*, *stomatite ulcéro-membraneuse des soldats*, etc.

Les petits ulcères qui apparaissent d'abord sur les languettes inter-dentaires s'étendent à toute la gencive en longues plaques grisâtres, de forme ovalaire, puis gagnent les joues, la langue, la voûte palatine, les piliers, les amygdales.

Les plaques se détachent par les bords, puis, après la chute de l'eschare, laissent le fond de l'ulcère saignant et les bords déchiquetés et irréguliers. La mastication est très douloureuse. Ces désordres siègent généralement d'un seul côté, et de préférence à gauche.

Stomatite scorbutique. — Dans le scorbut, les gencives ont un aspect spécial. Elles sont très hypertrophiées, fongueuses, saignant facilement, elles n'adhèrent plus aux dents qu'elles recouvrent en partie ; à ces symptômes s'ajoutent ceux de la gingivite ulcéreuse : fétidité de l'haleine, salivation extrême, ébranlement des dents, mastication difficile, etc.

Stomatite des femmes enceintes. — Chez presque toutes les femmes enceintes, les gencives sont le siège de phénomènes morbides plus ou moins accusés, déjà constatés à la période menstruelle. Au niveau des deux maxillaires, elles sont plus rouges et plus congestionnées qu'à l'état normal. La saillie du bord libre, inter-dentaire surtout, exagère l'aspect festonné normal et recouvre une partie de chaque dent. La moindre pression exercée au niveau de la tuméfaction détermine de petites hémorrhagies.

A un degré plus avancé, les dents ont perdu de leur solidité ; il devient facile de leur imprimer des mouvements appréciables; enfin elles peuvent être spontanément expulsées de leur loge alvéolaire. La douleur est rarement vive (1).

§ 5. — *Voûte palatine et voile du palais.*

Abcès. — Les abcès de la voûte palatine sont caractérisés par une rubéfaction intense. La tuméfaction est surmontée d'un point blanchâtre annonçant la perforation de l'abcès.

Leurs signes fonctionnels se traduisent par la fièvre, la difficulté d'ouvrir les mâchoires, la gène dans la respiration et la phonation (nasonnement). La luette se porte du côté opposé.

(1) A. Pinard et Désiré Pinard, *De la gingivite des femmes enceintes et de son traitement*, Paris, 1877.

Les abcès sont généralement d'origine dentaire. Ils siègent le plus souvent au niveau des racines palatines des molaires et quelquefois à la hauteur des racines des incisives latérales supérieures.

Ces derniers donnent lieu à des gonflements qui, malgré le traitement de la périostite alvéolo-dentaire qui les a provoqués, sont très longs à disparaître.

Les abcès s'étendent plus rarement du côté du voile du palais.

§ 6. — *Pharynx.*

Abcès rétro-pharyngiens. — Ces abcès, les plus importants parmi les suppurations de l'arrière-bouche, siègent entre le pharynx et la colonne vertébrale. Leur volume varie d'une noisette à un œuf.

La première période de leur apparition dite *angineuse* (Gautier) est précédée de coryza, d'angine et peut passer inaperçue surtout chez les enfants.

C'est dans la deuxième période, période d'état, que survient l'*adenite.*

Symptômes. — Les symptômes physiques qui accompagnent ces abcès sont les suivants : tuméfaction diffuse du pharynx, rubéfaction et saillie de la face postérieure.

Les symptômes généraux se manifestent par la pyrexie, la céphalalgie, les vomissements. La douleur est aiguë à l'arrière de la tête et le moindre mouvement l'exaspère. La déglutition devient difficile et la dyspnée est fréquente.

Dans la troisième période, dite *de suppuration*, la douleur devient très vive, le malade éprouve la sensation d'un corps étranger dans la gorge, avec des accès de toux fréquente, voix nasillarde, rigidité du cou, tête renversée en arrière ou latéralement.

Les phénomènes de dyspnée surviennent par

crises qui augmentent dans le décubitus dorsal.

Diagnostic. — Le diagnostic est assez délicat. On peut confondre ces abcès avec l'amygdalite phlegmoneuse, l'angine grave, le croup, l'œdème de la glotte, les tumeurs et les corps étrangers du pharynx. Le toucher est le moyen le plus efficace pour préciser la nature et le siège du phlegmon.

On peut pratiquer un toucher très utile en se plaçant derrière le sujet et en introduisant les deux index en forme de crochet. La sensation de fluctuation proprement dite s'obtient ainsi très facilement.

La pression du doigt sur le pus de la tumeur produit un véritable choc en retour.

§ 7. — *Maxillaires.*

Ostéo-périostite ou ostéite des maxillaires. — Elle débute ordinairement par le plancher des fosses nasales pour se propager ensuite à la voûte palatine (Duplay). Elle se manifeste par la douleur et le gonflement local. Elle siège généralement au maxillaire supérieur sur la ligne médiane, quand elle provient de la syphilis, ou au voisinage de l'arcade dentaire, quand elle est d'origine dentaire. La fluctuation indique la formation de l'abcès.

L'ostéo-periostite des maxillaires est aiguë ou chronique.

Elle peut être simple, suppurée, hypertrophiante, tuberculeuse ou syphilitique.

L'ostéite simple est généralement d'origine dentaire et limitée aux bords alvéolaires.

L'ostéite suppurée, lorsqu'elle s'étend au corps de l'os, offre une certaine gravité. Elle siège de préférence au maxillaire inférieur, à l'angle de la mâchoire et est caractérisé par le gonflement de la joue, des douleurs vives, de la fièvre.

Lorsque l'abcès est formé, le pus s'échappe soit par les alvéoles dentaires soit par une fistule cutanée.

L'extension de la maladie peut amener la mort par infection purulente, par phlébite des sinus de la dure-mère.

L'ostéite hypertrophiante est caractérisée par des dépôts osseux sur la surface de l'os.

L'ostéo-périostite tuberculeuse affecte la forme chronique. Elle marche avec lenteur. Les abcès s'ouvrent dans la bouche, à la joue ou à la partie supérieure du cou.

L'ostéo-périostite syphilitique siège généralement au maxillaire supérieur et donne lieu souvent à des perforations de la voûte palatine.

Nécrose des maxillaires. — La nécrose des maxillaires atteint plus fréquemment le maxillaire inférieur que le supérieur.

Elle peut siéger aux bords alvéolaires, à l'angle de la mâchoire, sur les branches montantes ou sur le corps de l'os.

Dans les nécroses d'origine dentaire, l'affection est généralement limitée au bord alvéolaire.

L'élimination du séquestre est la terminaison la plus générale de cette affection.

Nécrose phosphorée. — « Variété de nécrose des maxillaires susceptible de s'étendre par continuité ou par contiguïté aux autres os de la face et du crâne et ayant pour cause l'exposition prolongée aux vapeurs du phosphore » (Jamain et Terrier).

Symptômes. — Les symptômes se divisent, comme pour la nécrose, en trois périodes :

1° *Ostéo-périostite ou première période.* — Constance des douleurs dentaires. Saignement des gencives et salivation sanguinolente. Les gencives sont congestionnées et douloureuses.

Plus tard, irradiation des douleurs vers l'oreille, Tuméfaction de la face.

L'affection reste stationnaire ou se termine par résolution, mais le plus souvent elle aboutit à la nécrose.

2° *Nécrose ou deuxième période.* — Les douleurs précédentes diminuent, mais les dents se déchaussent et tombent. La dénudation de l'os est visible. A l'apparition de la suppuration, les symptômes inflammatoires diminuent. Des fistules s'établissent qui laissent écouler un pus séreux. Haleine fétide, difficulté dans la phonation et la déglutition.

3° *Séquestre ou troisième période.* — Les phénomènes de cette période ne se manifestent que fort tard Le séquestre apparait du côté de la bouche, d'une couleur gris sale. Ses aspérités gènent et blessent le malade, il devient mobile et n'est expulsé qu'après un temps assez long.

Cette affection évolue très lentement.

MARCHE. DURÉE. — La guérison est possible ; d'autres fois, la maladie devient chronique. La mort peut survenir en quelques mois par épuisement, érysipèle, phlébite des sinus de la dure-mère, rétrécissement du larynx.

Actinomycose. — Cette affection est due à un champignon spécial, l'*Actinomyces bovis* (1).

La maladie débute par des douleurs qui siègent au niveau des dents. Du côté de la muqueuse ou de la peau, on constate un gonflement inflammatoire souvent à l'angle de la machoire. La peau en est souvent ulcérée et, par l'ouverture de cette tuméfaction, il s'écoule un liquide séreux contenant les champignons parasites.

Les mâchoires sont parfois sujettes à la constric-

(1) Voir Frey, *Pathologie*, in *Manuel du chirurgien dentiste.*

tion, d'autres fois des orifices fistuleux se produisent. L'inflammation qui accompagne ces phénomènes peut envahir le cou et aller jusqu'à la clavicule en donnant naissance à des abcès.

L'examen histologique est le procédé de diagnostic le plus certain de cette affection.

Le pronostic paraît plus grave lorsqu'il s'agit du maxillaire supérieur. (Moosbrugger.)

La marche de la maladie est généralement chronique.

§ 8. — *Sinus maxillaire.*

Abcès ou empyème du sinus. — La douleur s'irradie vers l'œil, l'oreille et les dents. Après l'apparition du pus, la distension de la paroi projette l'œil en haut et produit un léger gonflement persistant de la face. La sortie d'un pus fétide par l'orifice du sinus, par la narine correspondante, est le signe caractéristique de cette affection. Il se produit quand le malade se mouche ou penche la tête.

Généralement, à la suite de l'extraction d'une dent, le pus s'échappe abondamment par l'alvéole.

L'abcès du sinus peut être confondu avec l'ozène ou avec certaines lésions syphilitiques tertiaires.

Dans l'ozène, la fétidité est inconsciente et des croûtes verdâtres recouvrent la muqueuse.

L'abcès du sinus étant généralement consécutif à une carie dentaire du quatrième degré, examiner les dents supérieures, les prémolaires et les molaires.

Fistules du sinus. — A la suite d'un abcès, un trajet fistuleux peut se créer du côté de la peau ou s'ouvrir dans la bouche et donner lieu à une fistule. Elle peut être occasionnée chirurgicalement et être la conséquence du traitement de l'abcès du sinus.

§ 9. — *Articulation temporo-maxillaire.*

Arthrites. — L'inflammation, connue sous le nom d'*arthrite temporo-maxillaire*, présente trois variétés cliniques :

1° *Arthrite aiguë.* — Elle débute par une douleur assez vive, avec irradiations névralgiques du côté de la tempe. La pression locale arrache des cris au malade. L'articulation est entravée et le malade éprouve une gène considérable dans la mastication et la phonation.

Le gonflement peut survenir au niveau de la partie malade.

2° *Arthrite sèche.* — Elle se manifeste soit par l'hypertrophie soit par l'atrophie du col du maxillaire. Une *crépitation indolente*, une irrégularité dans les mouvements de la mâchoire, des craquements, de la douleur, tels sont les signes les plus marquants de cette deuxième variété.

3° *Arthrite fongueuse ou tumeur blanche.* — A la suite de douleurs sourdes, intermittentes, puis continues, on remarque un abcès, précédé d'un gonflement local. Cet abcès s'ouvre tantôt au conduit auditif, tantôt à la peau. Il arrive parfois que des particules d'os nécrosé sont éliminées avec l'abcès. La grande mobilité de la mâchoire augmente la difficulté de la guérison.

Constriction des mâchoires. — « On désigne par constriction des mâchoires, l'impossibilité d'ouvrir suffisamment la bouche pour effectuer la mastication » (Jamain et Terrier).

L'importance de cette affection réside dans son état passager ou permanent. D'où la division clinique en *constriction temporaire* et en *constriction permanente.*

1° *Constriction temporaire.* — Elle a encore été

appelée *constriction spasmodique*. Elle reconnaît pour causes l'hystérie, une lésion locale, telle que l'arthrite aiguë, l'angine, les oreillons, les ostéites, les complications de l'extraction, l'éruption vicieuse de la dent de sagesse. La douleur n'existe généralement que dans les efforts pour ouvrir les mâchoires.

2° *Constriction permanente.* — La marche de cette affection est progressive et généralement incurable.

Elle peut être due à une rétraction permanente des muscles de la mâchoire ou à des brides cicatricielles résultant d'ulcération ou de gangrène de la joue, ou à l'ankylose de l'articulation. Elle provoque la maigreur et l'affaiblissement à cause de la difficulté qu'éprouvent les malades à s'alimenter. Les vomissements, lorsqu'il s'en produit, peuvent, par le fait de cette constriction, être gênés dans leur sortie et par leur séjour dans l'arbre aérien provoquer la mort.

§ 10. — *Plancher de la bouche.* *Glandes sous-maxillaires et sublinguales.*

Phlegmon circonscrit ou **abcès sublingual.** — Il est assez fréquent chez l'adulte. Il peut résulter d'une inflammation voisine, de l'irritation occasionnée par la dent de sagesse, de la périostite du maxillaire.

Œdème considérable du côté de la bouche, tuméfaction de la langue, repoussée vers le voile du palais ; gène dans la respiration, la déglutition, la phonation ; douleurs lancinantes, température élevée.

L'abcès s'ouvre généralement dans le plancher de la bouche.

Phlegmon diffus ou **angine de Ludwig.** — Cette inflammation gangreneuse se rencontre, comme la précédente, dans l'âge adulte. L'infection peut provenir d'une dent cariée, de plaies labiales, d'ulcérations.

Le malade se plaint de raideur dans la tête. La

respiration devient difficile, la phonation est défectueuse et la déglutition entravée. Les signes fonctionnels se traduisent par la fièvre, la courbature. L'inappétence est très marquée. Le plancher buccal offre une saillie violacée. La langue est tuméfiée, surélevée. Dans la suite, la tuméfaction progresse rapidement, la salive s'écoule par la bouche entr'ouverte et la fièvre atteint facilement 40°.

§ 11. — *Parotide.*

Parotidite catarrhale, ourlienne ou oreillons. — Maladie générale aiguë, contagieuse, infectieuse, caractérisée par une localisation qui porte sur la parotide.

L'incubation peut être accompagnée de frissons, de malaise, de fièvre (*fièvre ourlienne*), etc. Puis il se produit la tuméfaction successive des parotides, dont le maximum est atteint vers le quatrième jour. La peau est un peu tendue, luisante et blanche ou rosée. Les glandes sous-maxillaires et sublinguales sont quelquefois atteintes de tuméfaction. La palpation et la mastication exercent une pression douloureuse.

Les complications qui peuvent se produire sont l'angine, la stomatite érythémateuse, la méningite, l'aphasie, la surdité, l'orchite, etc.

L'inflammation se résout vers le cinquième jour, et il y a *rarement* de la suppuration.

Cette affection atteint principalement les enfants, les adolescents et de préférence le sexe maculin.

Parotidite phlegmoneuse ou **bubon parotidien.** — Inflammation grave de la glande parotide, qui se termine habituellement par suppuration ou gangrène (S. Duplay).

Cette affection est occasionnée le plus souvent par la propagation d'une inflammation voisine. La parotidite phlegmoneuse peut dériver d'une maladie infectieuse. La débilité en est une cause fréquente.

Le début est variable. Les troubles fonctionnels se manifestent par le malaise, les frissons. La mastication et la déglutition sont pénibles.

La tuméfaction peut être localisée ou étendue. D'abord dure, elle est accompagnée de rougeur diffuse avec infiltration œdémateuse.

On constate des battements locaux, des lancinements avec irradiations vers le cou et de la constriction des mâchoires.

Le gonflement maximum est atteint vers le troisième ou quatrième jour, avec vertiges, éblouissements, surdité.

La parotidite phlegmoneuse se différencie des oreillons par l'unilatéralité des lésions.

La marche en est rapide, la résolution possible, mais en général, il y a *suppuration* et même *gangrène*. Le pus peut s'ouvrir une voie par un ou plusieurs orifices, du côté du pharynx ou dans l'oreille.

Article IV. — Syphilis buccale.

La syphilis peut se rencontrer dans la bouche à ses trois différentes périodes et siéger sur les lèvres, la langue, le palais, etc.

Elle est plus fréquente chez l'homme que chez la femme et le siège en est différent.

1re période. — Syphilis primitive, accidents primaires, *chancres*.

Ces accidents peuvent se transmettre directement par le contact avec un chancre, une plaque muqueuse ou leurs sécrétions, ou indirectement, par l'intermédiaire d'instruments ou objets divers, pipe, verre, miroir à bouche, etc.

Leur durée est variable : 4 à 5 semaines.

Le *chancre* se manifeste sous forme d'érosion circulaire ou elliptique, de coloration rougeâtre ou grisâtre, sur une base indurée.

Il affecte plusieurs aspects selon qu'il se rencontre sur la langue, les lèvres. Les ganglions sont engorgés. Ils sont indolores, durs et roulent sous le doigt.

D'une façon générale, le contact des aliments et des boissons n'a pas d'effets sur lui.

Les chancres sont peu douloureux.

2e *période*. — Syphilis secondaire, accidents secondaires, *plaques muqueuses* (héréditaire ou acquise).

Les plaques muqueuses succèdent aux chancres, quelques semaines après l'apparition de ceux-ci. Elles durent 2 à 3 années.

Au début, les plaques muqueuses se manifestent par de petites papules plus ou moins saillantes à surface opaline ou grisâtre. Elles sont de la dimension d'une lentille. L'ulcération se produit facilement. Elles siègent sur toutes les parties de la muqueuse buccale et principalement aux amygdales (Fournier).

3e *période*. — Accidents tertiaires, syphilis tertiaire, *gommes*.

Les gommes sont des tumeurs à volume variable, grisâtres ou rosées, demi-transparentes, siégeant le plus souvent dans la peau et le tissu cellulaire sous-cutané. Leur volume varie du haricot à celui de la noix. Elles marchent en général vers l'ulcération et rarement vers la résorption.

C'est au moment de l'ulcération que les gommes deviennent très douloureuses, surtout au contact des aliments et des boissons. L'ulcération peut amener la perforation de l'organe, notamment à la voûte palatine, où les perforations sont assez fréquentes.

Des suppurations souvent abondantes se produisent avec élimination de séquestre.

§ 1. — *Langue.*

Syphilis primitive. — Le *chancre induré* débute par un bouton blanchâtre, suivi d'ulcération. Il siège à la pointe chez l'homme, et partout chez la femme.

Syphilis secondaire. — Le siège de prédilection des *plaques muqueuses* est, en général, la face dorsale et les bords de la langue.

Fournier divise ces plaques en deux catégories : *érosives* et *papuleuses*.

a) *Plaques érosives.* — Elles consistent en une simple desquamation de l'épithélium, affectée de fissures d'aspect rougeâtre et provoquant peu de douleur.

b) *Plaques papuleuses.* — Les plaques se manifestent sous forme de petites saillies.

Syphilis tertiaire. — Elle comprend, en général, deux formes de lésions : les *glossites scléreuses* et les *gommes.*

a) *Glossites scléreuses.* — L'engendrement des jeunes cellules *persiste :* il y a *sclérose.* Les glossites scléreuses n'ont aucun des caractères des tumeurs et des ulcérations. Il y a deux variétés :

1° *Glossites superficielles.* — Les plaques sont *isolées*, lamelleuses ou *continues.* Leur aspect est blanchâtre.

2° *Glossites profondes* (cirrhose linguale, glossite lobulée, langue de Clarke ou fissurée). — La langue est tuméfiée et les plaques mamelonnées laissent entre elles des sillons profonds, irréguliers. Il y a induration et souvent on observe de l'ulcération.

b) *Gommes.* — L'engendrement des jeunes cellules *dégénère* (1).

1° *Gommes superficielles* (gommes muqueuses). — La langue est recouverte de petites nodosités formant

(1) Il ne faut pas confondre les gommes avec les tumeurs solides ou liquides. Le caractère général de la gomme est sa multiplicité.

relief et donnant naissance à des ulcérations légères.

2° *Gommes profondes.* — Leur siège de prédilection est la face dorsale de la langue. Les tumeurs sont dures, de volume variable, elles s'ouvrent, s'ulcèrent, affectant les caractères généraux des ulcérations gommeuses.

§ 2. — *Lèvres.* — *Joues.* — *Gencives.*

Syphilis primitive. — Le *chancre* des lèvres débute par une écorchure peu profonde qui s'étend et s'accroît. L'induration facilite le diagnostic et évite la confusion avec le *chancre mou.* Les accidents secondaires confirment le diagnostic.

Le chancre peut siéger également sur les amygdales.

Syphilis secondaire. — Les *plaques muqueuses* des lèvres ont pour caractère particulier leur teinte opaline. Elles s'étendent souvent aux gencives et aux joues.

L'usage du tabac, certaines lésions dentaires peuvent provoquer leur chronicité et les convertir en plaques ulcéreuses (Fournier).

Syphilis tertiaire. — Cette période comprend : les gommes circonscrites, le syphilome diffus et les lésions scléro-gommeuses.

a) *Gommes circonscrites.* — La tumeur est dure et arrondie. Elle est plus fréquente à la lèvre inférieure, avec tendance à abandonner la muqueuse et à se rapprocher de l'extérieur. Elle présente d'ailleurs les caractères généraux des gommes.

b) *Syphilome diffus.* — L'hypertrophie de la lèvre peut se produire brusquement ou lentement, selon qu'il s'agit de la forme brusque ou lente. Dans un cas comme dans l'autre, le gonflement amène le rejet de la lèvre en dehors. L'hypertrophie de la lèvre offre une consistance dure, élastique, mais parfois on ne constate pas d'induration. La coloration de la lèvre est d'un rouge vif, cuivreux ou pourpre, et l'on y constate parfois des ulcérations qui tendent à envahir la muqueuse.

Le syphilome diffus peut englober toute la face et provoquer le *léontiasis syphilitique*.

c) *Lésions scléro-gommeuses.* — Elles résultent de la combinaison des deux affections sus-indiquées. On y constate les formes gommeuses associées à l'hypertrophie.

§ 3. — *Voûte palatine.*

La syphilis atteint généralement la voûte palatine à sa *troisième période*. Les lésions siègent ordinairement sur la ligne médiane. Une tuméfaction circonscrite, d'abord dure, puis fluctuante, amène une ulcération suivie de *perforation de la voûte*.

La gomme évolue sans douleur, et très souvent, la perforation seule indique le degré d'avancement de la maladie.

§ 4. — *Maxillaires.*

Les bords alvéolaires et le corps des maxillaires peuvent être également atteints par la syphilis, quoique moins fréquemment; les premiers, par des nécroses souvent très étendues; le second, par des exostoses de volume très variable.

Article V. — Tuberculose buccale.

Les lésions tuberculeuses affectent parfois la muqueuse buccale. Elles se présentent sous deux formes, l'une circonscrite, l'autre diffuse. A la *première* appartient la *granulation tuberculeuse;* à la *seconde*, l'*infiltration tuberculeuse*.

Granulation tuberculeuse. — La granulation ou tubercule se présente sous forme de nodosité saillante, de couleur jaune clair, arrondie et dure. Elle est formée de follicules tuberculeux qui contiennent le bacille de la tuberculose ou bacille de Koch.

Infiltration tuberculeuse. — Les follicules, au lieu de s'agglomérer et de former une masse commune, s'étendent et infiltrent les tissus.

Les ulcérations tuberculeuses de la bouche peuvent se rencontrer sur la langue, la voûte palatine, le pharynx et les amygdales.

Elles deviennent douloureuses après la desquamation épithéliale.

§ 1. — *Joues.*

Tuberculose des joues. — Elle est peu fréquente; d'ordinaire elle n'est qu'un épiphénomène de la tuberculose labiale. (Jamain et Terrier.)

§ 2. — *Lèvres.*

Tuberculose des lèvres. — La tuberculose des lèvres débute par points multiples ou par un foyer unique. Le bord de l'ulcération est irrégulier; le fond est granuleux et inégal. La muqueuse environnante est d'un violet pourpre. Il n'y a pas d'induration des tissus voisins, mais elle peut se produire et compliquer les difficultés du diagnostic.

Lupus. — Le lupus est assez fréquent aux lèvres. Lorsqu'il se produit sur la lèvre supérieure le nez est presque toujours envahi; néanmoins le squelette du nez est en général épargné. Le lupus est assez semblable aux ulcérations syphilitiques, d'aspect mamelonné et de nuance violacée.

§ 3. — *Langue.*

Tuberculose linguale. — Cette affection revèt généralement la forme d'ulcération. Elle débute par une ou plusieurs granulations ou nodosités. A la suite, le tubercule se ramollit, se creuse, s'ouvre et s'ulcère.

Les ulcérations tuberculeuses peuvent se manifester sur plusieurs points de la langue, mais elles affectionnent la face supérieure. L'ulcération du tubercule détermine une douleur très vive. La marche de l'affection est lente.

« Le plus souvent on constate tous les signes de la tuberculose pulmonaire, mais il importe de savoir que l'ulcération linguale peut exceptionnellement constituer le premier symptôme de l'infection tuberculeuse » (Kirmisson). L'ulcération est généralement unique. Elle débute par une forme arrondie qui affecte à la suite une forme irrégulière. Son étendue est variable, et on peut trouver autour d'elle un semis blanc jaunâtre : *points jaunes de Trélat.* L'ulcération revèt exceptionnellement la forme d'une fissure.

Les *symptômes fonctionnels* qui accompagnent cette tuberculose se traduisent par la gène dans la parole et la mastication. Les douleurs produites par le contact des liquides chauds ou irritants sont intolérables.

§ 4. — *Voûte palatine.*

Tuberculose de la voûte palatine. — La tuberculose de la voûte palatine se manifeste généralement chez les phtisiques.

Les caractères généraux sont ceux des ulcérations de ce genre. La lésion envahit le voile du palais ou s'étend vers la gencive et la joue. Elle peut occasionner des nécroses et des dénudations.

En général cette affection évolue conjointement avec les lésions pulmonaires.

Article VI. — Tumeurs.

D'après Cornil et Ranvier, la tumeur est une masse constituée par un tissu de formation nouvelle (néoplasme) ayant tendance à s'accroître et à persister.

Symptomes. — Les symptômes des tumeurs varient d'après leur nature. Les quelques généralités qui peuvent aider à leur diagnostic sont les suivantes :

1° Elles se présentent généralement sous forme de masses arrondies, de volume et de consistance variable, fluctuantes, molles ou dures, résistantes ;

2° Leur masse ou volume est sujet à l'accroissement.

Les tumeurs se subdivisent 1° en tumeurs bénignes et 2° en tumeurs malignes.

Celles qui se rencontrent le plus souvent dans l'appareil buccal sont les suivantes (avec les symptômes généraux qui les caractérisent) :

1° *Tumeurs bénignes.* — Kystes, lipomes, angiomes, sarcomes.

2° *Tumeurs malignes.* — Épithéliomes, carcinomes.

§ 1. — *Lèvres.*

Les tumeurs dont les lèvres peuvent être le siège sont peu nombreuses. Nous mentionnerons les principales :

Kystes. — Les kystes profonds se développent aux dépens des glandes de la face interne des lèvres. Ils se manifestent sous forme de tumeurs arrondies, irrégulières, lisses et plutôt adhérentes. Leur teinte est bleuâtre et leur contenu visqueux.

Angiome. — L'angiome des lèvres se rencontre sous la forme spéciale dite *macrochilie*. Ils siègent plus souvent à la lèvre supérieure qu'à l'inférieure, et souvent occupent une grande partie de la face, quelquefois ils s'ulcèrent.

Épithéliome ou carcinome. — Cette variété affecte spécialement le sexe masculin. D'après un certain nombre d'auteurs, ce cancer aurait pour cause l'abus du tabac, d'où le nom de *cancer des fumeurs*.

L'affection se manifeste, au début, par un petit bouton d'aspect variable, le plus ordinairement sous forme d'excroissance verruqueuse ou par une fistule à bords indurés.

L'ulcération entraîne soit la destruction des tissus (forme rongeante), soit la formation de bourgeons volumineux (forme végétante). A cette période, la tumeur gagne en surface et en profondeur, se répand sur la joue et le menton et se propage par les lymphatiques. L'infection ganglionnaire n'est pas rare. La gène, dans la parole et dans la phonation, est très accentuée. Les douleurs sont très vives. La mort survient par cachexie cancéreuse (1).

§ 2. — *Joues.*

Les tumeurs les plus importantes pour le chirurgien dentiste sont celles qui se manifestent à la face interne des joues.

Kystes. — Ils se présentent sous forme de tumeur sphérique, solide et surmontée à sa partie

(1) Voir Frey, *Pathologie de la bouche et des dents* (*Manuel du chirurgien dentiste*).

saillante, d'un point blanchâtre ou noirâtre. Leur volume est variable. Ils peuvent s'ouvrir spontanément et laisser écouler leur contenu sébacé.

Lipomes. — Ils peuvent siéger superficiellement ou profondément et forment ainsi deux variétés, l'une superficielle sous-cutanée, l'autre sous-aponévrotique. Ils présentent une fausse fluctuation qui les a fait confondre avec des abcès ou des kystes.

Angiomes. — Ces tumeurs peuvent se présenter sous différentes formes :

a) *Angiomes superficiels* (nævi materni). — Affection congénitale. Taches étalées, d'une coloration vineuse (taches de vin), tantôt rouge, tantôt pâle et dues probablement à l'afflux du sang des vaisseaux artériels ou veineux. Ils s'atténuent faiblement avec les années.

b) *Angiomes punctiformes* (télangiectasie cutanée). — Ils sont formés par un amas de taches rouges, dont quelques-unes sont légèrement saillantes. Ils peuvent disparaître sans cause apparente ou augmenter de volume en s'enfonçant dans les tissus.

c) *Angiomes sous-cutanés simples.* — Ils se présentent sous la forme et la coloration du *nævus*, mais le toucher dénote une tuméfaction profonde.

d) *Angiomes sous-cutanés caverneux.* — Ils se manifestent comme une tumeur nettement circonscrite. Leur coloration est veineuse. On en trouve aussi dans l'épaisseur des joues (sous-muqueux) ; dans ce dernier cas, les tumeurs sont plus graves.

e) *Angiomes lymphatiques ou lymphangiomes.* — « La forme la plus habituellement rencontrée à la joue c'est le lymphangiome du réseau sous-dermique avec production de tissu caverneux et de dilatation kystique » (Dubois). Tumeurs congénitales qui augmentent de volume avec l'âge et qui peuvent s'enflammer et suppurer.

Sarcomes. — Ils existent sous la forme de sarcomes sous-muqueux et sont constitués par une tumeur dure qui s'interpose entre les dents et gêne la parole et la mastication. L'ulcération peut se produire à la longue.

On confond cette tumeur avec les épithéliomes, mais elle s'en différencie par l'absence d'engorgement ganglionnaire.

Épithéliomes. — Tumeurs assez fréquentes. Elles commencent généralement vers la commissure labiale. L'ulcération qui en dérive est arrondie au début et, en s'étendant, ses bords prennent un aspect dentelé ou déchiqueté. La marche de l'ulcération peut être lente, pour devenir ensuite rapide. Quand l'épithéliome est profond, sa marche est plus accélérée.

§ 3. — *Langue.*

Les tumeurs de la langue peuvent être : 1° *liquides*, 2° *vasculaires*, 3° *solides*.

1° *Tumeurs liquides.*

Kystes glandulaires. — Ils peuvent siéger à la face inférieure. Ils affectent la forme d'une tumeur allongée, qui peut gêner la phonation. Les enfants en sont plus particulièrement atteints.

Kystes dermoïdes. — Ils sont plus importants. Ils peuvent se rencontrer sur la pointe de la langue ou sur sa partie inférieure.

On en observe une variété spéciale à la base de la langue.

2° *Tumeurs vasculaires.*

Angiomes. — Tantôt ils apparaissent sous forme de taches, tantôt ils affectent l'aspect d'une tumeur réductible en tout ou en partie. Leur surface est bosselée et contournée de vaisseaux variqueux. Ils produisent parfois une gène légère dans la parole.

La guérison peut être spontanée; ou bien la tumeur envahit les parties avoisinantes.

Anévrysmes. — Ces tumeurs naissent souvent à la suite d'une plaie. L'anévrysme se montre sous forme de « tumeur molle mal circonscrite, sans battements appréciables, mais animée d'un frémissement cataire » (Kirmisson).

3° *Tumeurs solides.*

Lipomes. — Ces tumeurs ne sont appréciables que lorsqu'une gène fonctionnelle de la langue en détermine la localisation. La tumeur est plus ou moins grosse, tantôt lisse, tantôt globulée, d'une coloration jaunâtre ou grisâtre, *molle* et fluctuante (pseudo-fluctuation).

Fibromes. — Ils siègent surtout à la face dorsale et principalement vers la base de la langue.

Ils ont une consistance dure, élastique, globuleuse. Ils peuvent, par leur volume, gèner la parole et la mastication. Parfois ils s'ulcèrent. En général, ils ne dépassent pas le volume d'une noix.

Épithéliomes. — Ils sont assez fréquents et graves.

Ils peuvent être *superficiels* ou *interstitiels.*

Dans l'épithélioma superficiel, on aperçoit tantôt une petite fente, tantôt une petite verrue qui s'étend en largeur et en profondeur.

Dans la forme interstitielle, les débuts sont marqués par une tumeur appréciable qui augmente progressivement de volume en s'étendant dans tous les sens. Son aspect est bosselé et l'une de ses bosselures, après être devenue saillante, s'ulcère. On voit alors apparaître des bourgeons fongueux. A cette période apparaissent des douleurs violentes, qui s'irradient dans les parties avoisinantes.

La douleur affecte surtout l'oreille du côté correspondant. La mastication et la parole sont difficiles. Les hémorrhagies sont extrêmement fréquentes et on constate chez le malade une salivation profuse.

L'ulcération amène un écoulement abondant. « Enfin le malade, miné par les douleurs continuelles, souffrant de la faim, arrivé au dernier terme de la cachexie cancéreuse, succombe aux progrès de l'affection locale » (Kirmisson).

§ 4. — *Maxillaires.*

Nous passerons en revue, avec les anomalies dentaires, les tumeurs d'origine dentaire telles que les odontomes et les différentes variétés de kystes.

Indépendamment de ces tumeurs, il en est d'autres qui affectent particulièrement les maxillaires et qui ne sauraient entrer dans la catégorie des anomalies. Nous allons examiner leurs symptômes.

Épulis. — L'épulis est une « tumeur rougeâtre pédiculée, à pédicule en général très étroit, qui s'enfonce entre deux dents dans la profondeur de l'alvéole et adhère le plus souvent à l'alvéole » (Tillaux).

Les symptômes cliniques de cette affection sont peu apparents, si la tumeur est intra-alvéolaire. Mais peu à peu la dent voisine est ébranlée, tombe et une véritable tumeur surgit de l'alvéole. Ce symptôme d'apparition est le plus marquant.

Le développement de la tumeur peut se faire en

avant vers la partie labiale ou en arrière dans la cavité linguale.

En général, la tumeur est pédiculée et son développement n'est pas trop rapide. On cite des épulis ayant atteint la grosseur d'une pomme, mais en général ils ne sont pas plus gros qu'une noix.

La couleur et la consistance de cette tumeur sont variables. Au début, la tumeur est ferme et d'une coloration rosée. Dans certains cas, la coloration en devient rougeâtre et même violacée. Sa consistance peut même varier et arriver jusqu'à celle de l'os.

L'épulis en général n'est douloureuse ni à la pression ni spontanément. C'est une forte sensation de gène qui l'accompagne et une notable déformation de la physionomie du malade.

D'après Hulke, elle a causé parfois des hémorrhagies profuses.

Fibromes. — Ces tumeurs sont relativement rares. Elles peuvent séjourner dans l'os ; dans ce cas elles augmentent le volume du maxillaire et occasionnent une déformation de la face.

Quand la tumeur se fait jour au dehors, la peau et la muqueuse restent saines. Néanmoins le contact des parties voisines peut occasionner l'ulcération des parties molles environnantes par suite des déformations dues au volume de la tumeur.

Son volume peut être considérable et sa marche est assez lente.

Chondromes. — Ces tumeurs sont aussi très rares. Elles débutent par une tuméfaction localisée, par une sensation de pesanteur ou de douleur très vive.

En général les dents sont ébranlées et tombent.

Les caractères de cette tumeur ne sont appréciables que lorsqu'elle est superficielle.

Au maxillaire supérieur, elle peut provoquer des

troubles oculaires et par le volume considérable qu'elle peut acquérir, faire disparaître la saillie nasale.

Sarcomes. — « De toutes les tumeurs des maxillaires, les sarcomes sont les plus fréquentes. Tantôt ils se développent au centre même de l'os (sarcomes centraux) ; tantôt ils naissent sous le périoste (sarcomes périphériques ou périostiques). Enfin, dans certains cas, ils forment sur le bord alvéolaire la variété la plus fréquente d'épulis » (Kirmisson).

Les symptômes de ces tumeurs sont variables.

Si le sarcome est intra-osseux, la tumeur est diffuse, tandis qu'elle est limitée dans le sarcome périostique.

A la suite de son développement, la tumeur rompt sa coque osseuse et on peut alors reconnaître sa nature et ses caractères. Elle peut être lisse, régulière et arrondie, à base immobile. Elle est de consistance variable. Elle peut faire saillie du côté de la peau et acquérir un volume considérable. La muqueuse peut être ulcérée et des hémorrhagies se manifester.

Les douleurs qui accompagnent cette tumeur peuvent être vives, mais en général elles sont à peu près nulles. La gêne est mécanique et se traduit par des difficultés dans les fonctions.

La marche rapide de cette affection et les altérations qu'elle fait subir à la santé doivent être prises en sérieuse considération dans le pronostic de cette tumeur.

Cancer. — Le cancer de la mâchoire n'est pas aussi fréquent que le sarcome.

Tant que la tumeur reste dans l'os, les symptômes qui l'accompagnent permettent difficilement de la distinguer des autres tumeurs,

Les douleurs qu'elle occasionne sont tout d'abord sourdes, pour devenir très vives plus tard et s'étendre vers la tempe et l'oreille.

Les dents s'ébranlent et tombent; les gencives deviennent saignantes.

Le volume de la tumeur peut devenir considérable et amener la déformation de la face. L'ulcération paraît rapidement et à cette période les troubles fonctionnels se manifestent et se traduisent par des douleurs vives, des hémorrhagies, l'engorgement ganglionnaire, l'amaigrissement.

Cette tumeur est d'un pronostic grave et la mort en est la terminaison.

§ 5. — *Sinus maxillaire.*

1° *Tumeurs liquides.*

Kystes. — D'après Giraldès, on admet deux variétés de kystes du sinus : les *kystes glandulaires*, grands, volumineux, dus à la dilatation de la glande; les *kystes miliaires*, plus petits et transparents.

Les symptômes généraux débutent d'une façon obscure. Quelques petites douleurs sont les prodromes de la dilatation du sinus.

Plus tard, le volume de la tumeur produit de l'exophtalmie, abaisse la voûte palatine, dévie le nez et occasionne la chute des dents. Alors à l'induration succède la fluctuation.

2° *Tumeurs solides.*

La symptomatologie générale de ces tumeurs a été divisée, par M. Duplay, en trois périodes:

Première période. — Latente. Pas de symptômes de la formation de la tumeur.

Exception est faite en faveur des tumeurs cancéreuses dont le début est douloureux et accompagné de névralgies intenses.

Deuxième période. — Distension des parois du sinus. La gène et la pesanteur se font sentir très sensiblement. La joue subit une tuméfaction progressive. La voix est affectée de nasonnement ; un larmoiement fréquent accompagne la marche de la tumeur; les dents s'ébranlent et leur chute est imminente.

Troisième période. — La tumeur fait saillie hors du sinus. A cette période, l'affection donne lieu à un écoulement fétide, saignant. La cachexie cancéreuse peut se produire et s'aggraver par la pénétration dans la bouche de matières putrides.

§ 6. — *Voûte palatine et voile du palais.*

Les tumeurs qui peuvent se rencontrer dans cette région sont les kystes, les angiomes, les adénomes, les lipomes, les sarcomes et les épithéliomes.

Leur diagnostic n'offre rien de spécial.

Adénomes. — Seuls, les *adénomes* présentent certains caractères particuliers. En général, ils se développent primitivement sur une des parties latérales du palais, mais ils peuvent, plus tard, occuper la ligne médiane. Leur volume varie d'une noisette à un œuf.

La tumeur a une marche lente et très peu douloureuse. Son accroissement provoque des troubles dans la respiration et la déglutition. La voix est nasonnée.

Au palper, la tumeur est arrondie et indolente et sa surface est chagrinée.

Elle ne s'ulcère jamais.

§ 7. — *Plancher de la bouche. — Glandes sous-maxillaires et sublinguales.*

Grenouillettes. — Tumeurs liquides du plancher de la bouche, d'origine salivaire.

Il en existe plusieurs variétés :

1° *Grenouillette sublinguale.* — Elle se développe aux dépens des glandes sublinguales. Elle a une forme allongée, un volume variable et une consistance molle.

Les *symptômes* en sont peu apparents. La tumeur est indolore et son développement lent. Quand son volume augmente, la phonation et la mastication sont gênées. Chez l'enfant, la tumeur peut provoquer la suffocation. S'il se produit une rupture, la tumeur peut se fermer ou donner lieu à de la suppuration. Cette variété de grenouillette se rencontre habituellement chez la femme adulte.

2° *Grenouillette par ectasie du canal de Wharton.* — Cette variété consiste dans l'accumulation de la salive par suite de l'oblitération du canal de Wharton. Cette tumeur est assez rare. Sa forme est oblongue. Par la pression, on peut déterminer parfois la sortie de gouttes de liquide.

3° *Grenouillette de la glande de Nuhn-Blandin.* — Variété particulière de grenouillette, qui débute dans la langue aux dépens des glandules de cet organe (Kirmisson).

C'est donc plutôt une tumeur de la langue. Elle débute sous un petit volume, pour envahir plus tard la région sublinguale.

4° *Grenouillette sus-hyoïdienne.* — Cette tumeur est connue depuis peu de temps. Elle est généralement précédée de la grenouillette sublinguale. Son volume varie d'un œuf de poule à celui d'une dinde.

Elle est molle, fluctuante. Elle détermine des difformités notables.

Kystes hydatiques (*grenouillette non glandulaire*). — Cette variété se rencontre rarement dans le plancher buccal. Les caractères symptomatiques sont analogues à ceux de la grenouillette vulgaire, avec la différence que les parois de ce kyste sont plus épaisses.

Kystes dermoïdes. — C'est une tumeur assez fréquente du plancher buccal. La structure est analogue à celle des kystes en général.

Cette tumeur débute par une surélévation de la muqueuse de la ligne médiane. Le kyste fait saillie dans la bouche et sa fluctuation est nettement définie. Les troubles fonctionnels qu'il détermine sont la difficulté dans la mastication, la déglutition et la phonation.

Lipomes. — On désigne quelquefois *improprement* ces tumeurs sous le nom de *grenouillettes graisseuses*.

Ce lipome se rapproche du kyste dermoïde et son développement a lieu plutôt vers le cou que vers la bouche. Au toucher, on perçoit une fausse fluctuation.

Cette tumeur est plus rare que le kyste dermoïde.

Épithéliomes. — L'épithéliome du plancher de la bouche est généralement primitif. Il débute par une tumeur de la grosseur d'un pois, dont la présence se révèle par une certaine gène dans les mouvements de la langue. La tumeur s'ulcère et elle envahit bientôt le plancher de la bouche. Ce cancer est à marche assez rapide et à récidive presque constante.

§ 8. — *Parotide.*

Kystes salivaires. — Ces kystes contiennent

un liquide clair et peu visqueux. Leur volume est variable et peut atteindre la grosseur d'un petit œuf de poule. La tumeur a une légère tendance à l'accroissement après le travail de la mastication. La ponction y détermine l'écoulement du liquide. Mais la tumeur se reforme après que le malade a mangé.

Chondromes. — Ils débutent sous forme de tumeurs dures, mobiles. Leur développement est lent et les saillies qu'ils forment sont tantôt *unilobées*, tantôt *multilobées*.

Après une période d'arrêt, ces tumeurs atteignent un volume considérable, distendent la peau et compriment le nerf facial. Le chondrome peut provoquer mécaniquement l'ulcération de la peau.

Lipomes. — Ces tumeurs peuvent occuper trois sièges :

1° Le tissu cellulaire sous-cutané.

2° La loge glandulaire. Le lipome peut alors soulever la glande ou être situé au-dessous de l'aponévrose.

3° La boule graisseuse de Bichat. Dans ce cas, la tumeur peut faire saillie dans la bouche.

Sarcomes. — Ils peuvent se présenter sous une forme irrégulière ou nettement circonscrite. La marche en est lente ou à mouvements saccadés. A la suite d'un traumatisme, la tumeur peut atteindre un volume considérable. Ce développement peut aussi se produire sans cause appréciable. Les veines de la peau sont dilatées, les nerfs comprimés. Des irradiations douloureuses sillonnent la face et la surdité peut se produire. A la fin, la peau s'ulcère avec présence de bourgeons fongueux.

Carcinomes. — Le carcinome débute par une tumeur mobile qui devient fixe et augmente de volume graduellement. Dans la forme dite *squirrhe*, la tumeur est dure et ses prolongements adhèrent aux parties voisines. La peau est envahie, elle se déprime et se recroqueville. Il se manifeste de la thrombose des veines jugulaires de la paralysie faciale précoce et des engorgements ganglionnaires multiples.

Dans la forme *encéphaloïde*, la tumeur est molle et son volume remplit toute la loge parotidienne. L'aponévrose est distendue, elle se perfore et le carcinome fait saillie au dehors. Les parties voisines sont mortifiées, puis détruites. La peau subit un amincissement graduel et progressif et l'ulcération ne tarde pas à se produire.

Article VII. — Névralgies faciales et paralysies.

Névralgie du trijumeau. — La névralgie du trijumeau peut atteindre la branche ophtalmique, les deux branches maxillaires inférieure et supérieure ou les trois branches à la fois.

Symptômes. — Les *symptômes généraux* se traduisent par des douleurs intenses, continues ou apparaissant sous forme d'accès ou *douleurs paroxystiques*. « Ces secousses douloureuses, dont l'acuité est parfois excessive, se succèdent coup sur coup, à intervalles plus ou moins rapprochés; tantôt elles sillonnent le trajet anatomique d'une branche nerveuse à la façon d'un éclair, tantôt elles éclatent à la fois sur plusieurs points et s'élancent de là en plusieurs directions » (Dieulafoy).

Les *symptômes particuliers* varient suivant la branche envahie. Quand la névralgie siège dans la branche *ophtalmique*, les douleurs siègent dans l'œil qui est congestionné et larmoyant. Quand elle siège dans les branches *maxillaires inférieure et supérieure* on constate des sécrétions continues de salive, de la douleur dans la mastication et la déglutition.

Névralgies des joues. — Elles sont très pénibles. La douleur se manifeste par accès plus ou moins espacés ou parfois continus. Dans ce dernier cas, elle surexcite le malade, au point d'amener un état mental tout particulier et pousser à des idées de suicide.

§ 1. — *Face.*

Tic douloureux de la face. — C'est une névralgie faciale à caractères particuliers. La douleur se manifeste subitement. Le malade éprouve le besoin de porter la main à la face et de comprimer la partie endolorie. Quelquefois les muscles du visage sont animés de mouvements rapides, de convulsions occasionnant un grimacement spécial.

Il existe deux variétés cliniques de cette affection. La première, dite *hyperesthésique*, appartient aux névralgies récentes; la seconde, *anesthésique*, aux névralgies anciennes.

§ 2. — *Voile du palais.*

Paralysie du voile du palais. — Cette paralysie est due aux lésions du trijumeau et du facial.

Selon que l'affection provient de troubles des nerfs moteurs ou sensitifs, elle peut être *motrice*, *sensitive* ou *sensitivo-motrice*.

Paralysie motrice. — Lorsqu'elle affecte l'organe *en totalité*, on constate l'immobilité du voile du palais. Comme troubles fonctionnels, la déglutition est gênée, la voix nasonne et faiblit, les actes de sucer, de fumer, de souffler, sont rendus impossibles.

Lorsque la paralysie n'atteint qu'un côté, c'est-à-dire qu'elle est *unilatérale*, les mêmes signes persistent, mais ils ne se manifestent que sur la partie lésée.

Les signes varient suivant le muscle atteint.

Pour le muscle palato-staphylin, la luette est déviée ou tombante.

Pour le péristaphylin interne, la voûte perd la forme que lui donne le voile du palais.

Pour le péristaphylin externe, le voile du palais est totalement abaissé, les liquides passent par les fosses nasales et la voix nasonne.

Enfin pour le pharyngo-staphylin, il n'y a pas de nasonnement, mais la déglutition est gênée et on constate la disparition du mouvement de rideau.

Paralysie sensitive. — La toux et l'éternuement sont abolis ; la déglutition est devenue difficile et on remarque des phénomènes anesthésiques; le réflexe normalement provoqué par le titillement de la luette a disparu.

Paralysie sensitivo-motrice. — Les symptômes des deux affections précédentes sont associés.

§ 3. — *Langue.*

Névralgie linguale. — Maladie des nerfs sensitifs, désignée aussi sous le nom de *glossalgie.*

Ses caractères symptomatiques se traduisent par une douleur exagérée, qui part d'un point généralement fixe et s'irradie en tous sens. Le malade se croit atteint de cancer, mais l'ulcération *n'existe pas.*

CHAPITRE IV

SYMPTOMES CLINIQUES, DES ALTÉRATIONS DENTAIRES

Les altérations qui frappent les dents ou l'appareil dentaire peuvent être rangées en deux classes :

1° *Altérations congénitales*, lorsqu'elles sont produites pendant la période de formation ou d'évolution de la dent ;

2° *Altérations acquises*, lorsqu'elles ont lieu après l'éruption de la dent.

Dans la première classe, prennent place toutes les altérations qui, pendant la période dite *de dentition*, atteignent les dents (ou l'appareil dentaire). Ces diverses altérations sont connues et étudiées sous le nom d'*anomalies dentaires.*

La deuxième classe comprend toutes les maladies qui frappent les dents après leur apparition, leur émergence hors de la gencive. Quelques-unes attaquent plus spécialement les divers tissus qui composent la couronne, comme la *carie dentaire ;* d'autres, les tissus qui enveloppent la racine, telle la *périostite alvéolo-dentaire.*

L'étiologie et la pathologie de ces deux classes d'altérations ont été l'objet d'une étude spéciale par M. le docteur Frey (1).

ARTICLE Ier. — ANOMALIES DENTAIRES.

Nous nous occuperons ici des anomalies dentaires au point de vue exclusivement clinique, c'est-à-dire que nous indiquerons les divers symptômes qui permettent de les reconnaître et de les différencier au fauteuil d'opération; nous signalerons en outre de quelle nature doit être l'intervention du praticien.

La période de formation des dents commence dès les premières semaines de la vie utérine.

Tout ce qui peut influer sur la constitution de l'individu, race, hérédité, tares individuelles, milieu, alimentation de la mère, influe également sur la constitution de son système dentaire.

La dentition peut se faire normalement : elle cons-

(1) Voir Dr Frey, *Pathologie de la bouche et des dents* (*Manuel du chirurgien dentiste*).

titue un acte physiologique, dont l'exposé a été fait par le Dr Sauvez (1).

Elle peut s'effectuer anormalement et, comme nous le disions plus haut, donner lieu à des troubles dans l'époque et les conditions de l'éruption des dents, dans leur position dans les arcades dentaires ou des malformations dans les tissus dentaires.

Ces troubles et ces malformations constituent les *anomalies dentaires.*

Définitions. — Geoffroy Saint-Hilaire (2) donne le nom d'*anomalies du système dentaire* à toute déviation du type primitif.

Selon Dubois, l'anomalie est « la déviation du type normal d'un ou de plusieurs éléments de la série dentaire considérée morphologiquement et physiologiquement ».

Le même auteur ajoute : « Les anomalies sont les causes les plus actives des affections dentaires. L'ordre de fréquence des anomalies correspond à l'ordre de susceptibilité de la carie dentaire. »

Les anomalies dentaires sont très fréquentes et extrêmement variées.

Elles peuvent être *simples*, quand elles portent sur une perturbation unique du type fondamental; mais elles sont le plus souvent *multiples* ou *complexes* et représentent plusieurs modifications des caractères généraux.

Classification. — De tout temps, les anomalies dentaires ont fait l'objet de classifications multiples, qui, par leur complication, en rendent l'étude difficile.

(1) Voir Dr Sauvez, *Anatomie et physiologie de la bouche et des dents. (Manuel du chirurgien dentiste.)*

(2) Isid. Geoffroy St-Hilaire, *Histoire des anomalies de l'organisation.* Paris, 1832-1836.

En nous plaçant uniquement au point de vue clinique, nous considérerons trois groupes principaux d'anomalies dentaires :

1° Les perturbations qui se produisent dans les dates d'éruption des deux dentitions, ainsi que les accidents dits de dentition qui résultent de l'éruption proprement dite, constituent le premier groupe sous le nom d'*anomalies d'éruption des dents.*

2° Les troubles qui se produisent quant à l'emplacement des dents dans les arcades dentaires, au point de vue de leur direction, de leur siège, de leur nombre, constituent le deuxième groupe, sous le nom d'*anomalies d'arrangement et de nombre des dents.*

3° Toutes les malformations produites dans la forme externe des dents, dans leur constitution interne ou dans la structure des divers tissus qui les composent forment notre troisième groupe sous le nom d'*anomalies de constitution* (interne ou externe) *des dents.*

A ces trois groupes on peut, pour être complet, ajouter un groupe complémentaire comprenant les anomalies de forme des arcades dentaires, qui sont souvent une des causes ou une des complications des anomalies dentaires. Ce quatrième groupe sera désigné sous le nom d'*anomalies de forme des arcades dentaires.*

1er Groupe. Anomalies d'éruption.
- 2° Accidents de dentition
  - *a.* Dentit. temporaire.
  - *b.* Dentit. permanente :
    - 1re période
      - Apparition de la 1re molaire
      - Rempl. des 20 dents tempor
      - 2e molaire.
    - 2e période
      - 3e molaire.

2e Groupe. Anomalies d'arrangement et de nombre.
- 1° Direction.
  - *a.* Antéversion.
  - *b.* Rétroversion.
  - *c.* Latéroversion.
  - *d.* Rotation sur l'axe.
- 2° Siège.
  - *a.* Hétérotopie par transposition.
  - *b.* — par déplacement.
    - Hors de l'arcade.
    - Hors de la cavité buccale.
- 3° Nombre.
  - *a.* Par augmentation
  - *b.* Par diminution.

3e Groupe. Anomalies de constitution.
- 1° Forme.
  - *a.* Partielles
    - Coronaires.
    - Radiculaires.
  - *b.* Totales. (Volum. *Magitot*).
    - Géantisme
    - Nanisme
      - Coronaires.
      - Radiculaires.
      - Coronaires et radiculaires.
- 2° Structure.
  - *a.* Simple
    - 1° Taches de l'émail, lacunes, esp. intergl. de Czermack.
    - 2° Érosion
      - Pointillée, cupule.
      - Sillon, nappe.
      - Escalier.
      - Amorphisme et gâteau de m
  - *b.* Compliquée
    - 1° Disposition des tissus
      - Par réunion de deux germes
      - Par division d'un seul germ
      - Par atrophie folliculaire.
    - 2° Odontomes
      - Embryoplastiques.
      - Odontoplastiques.
      - Radiculaires.
    - 3° Kystes folliculaires
      - Embryoplastiques.
      - Odontoplastiques.
    - 4° Asymétrie

Premier groupe. — Anomalies d'éruption.

Ce sont des troubles qui surviennent dans l'époque de l'éruption des dents. Ils comprennent deux classes : les *anomalies d'éruption* et les *accidents de la dentition.*

Les anomalies d'éruption peuvent porter sur la dentition temporaire ou sur la dentition permanente ; elles sont de deux sortes : *Éruption précoce, éruption tardive.*

L'étude des anomalies dans la période d'éruption peut être facilement constatée par l'inspection du tableau chronologique des dates normales d'éruption des dents (1).

Toute dent faisant son apparition hors de la gencive à une date notablement antérieure ou postérieure à celles indiquées dans ce tableau se trouve dans un état anormal constituant l'anomalie.

Tableaux de Seigneur, relatifs à la chronologie des deux dentitions.

1° *Dents temporaires.*

ORDRE D'ÉRUPTION		ENFANTS élevés au sein.	ENFANTS élevés au biberon.	DATE de chute.
1	Inc. infér. cent........	8e mois.	10e mois.	7e année.
2	Inc. supér. cent........	10e —	12e —	7 ans 1/2.
3	Inc. sup. lat...........	11e —	13e —	8 ans.
4	Inc. infér. lat.........	14e —	16e —	7 ans 1/2.
5	1re mol. sup............	16e —	18e —	10e année.
6	1re mol. infér..........	17e —	18e —	
7	Can. sup................	20e —	19e —	12e —
8	Can. infér..............	20e —	22e —	
9	2e mol. supér...........	24e —	26e —	11 ans 1/2.
10	2e molaire infér........	26e —	22e —	

(1) Voir Dr Sauvez, *Anatomie et physiologie des dents*, in *Manuel du chirurgien dentiste.*

2° *Dents permanentes.*

	ORDRE D'ÉRUPTION	APPARITION du chapeau de dentine.	ÉRUPTION
1	1re molaire.	6e m. de la vie fœt..	5 à 6 ans.
2	Inc. cent. inf. sup..	1er mois après la naissance.........	7e année.
3	Inc. latérale		8 ans 1/2
4	1er bicuspide.......		9 à 10 ans.
5	2e —		11 à 12 ans.
6	Canines............		
7	2e molaire..........	3e année..........	12 à 13 ans.
8	3e —	12e —	18 à 25 ans.

Première classe. — Anomalies d'éruption.

A. Dentition temporaire.

Éruption précoce. — Phénomène fréquent dans la dentition temporaire. On a cité des enfants nés avec une ou deux dents. On est généralement obligé de les extraire. Nous avons eu, à la clinique de l'École dentaire de Paris, à intervenir au sujet d'un enfant de quelques jours qui possédait une incisive inférieure. Cette dent mal formée, frappée d'érosion à la face triturante à pointes aiguës, avait ulcéré la langue de l'enfant et blessé le sein de la mère. Nous fûmes obligé de l'extraire pour permettre à l'enfant de pouvoir s'alimenter, et les accidents disparurent.

« L'éruption des premières dents de lait à 5 et 6 mois ne constitue pas une anomalie. Elle serait plutôt un signe de santé » (Dubois).

Les dents dont l'apparition est précoce sont plus sujettes à la carie.

Éruption tardive. — Ces retards peuvent varier de plusieurs mois à un ou 2 ans. Quand ils affectent les dents temporaires, ils n'accusent rien de fâcheux pour les dents. Ils proviennent de causes héréditaires, d'une alimentation défectueuse ou de troubles dans la santé de l'enfant.

B. Dentition permanente.

Éruption précoce. — Dans la *dentition permanente*, le phénomène est en corrélation intime avec la chute prématurée des dents temporaires. Pourtant on a signalé des cas de chute précoce d'une ou de plusieurs dents temporaires longtemps avant l'apparition des dents permanentes (2 ou 3 années). Cette chute peut amener des anomalies de direction dans la seconde dentition.

L'apparition prématurée d'une dent de la dentition permanente avant la chute des premières dents peut également amener une déviation dans la direction ou le siège de cette dent ou des dents voisines et constituer ainsi une ou plusieurs autres anomalies.

Dans la *dentition permanente*, la chute précoce est due à des causes morbides, comme la sénilité ou la pyorrhée alvéolaire.

Éruption tardive. — Phénomène fréquent et d'ordre physiologique. Cette anomalie est presque toujours, comme l'éruption précoce, liée à la chute tardive des dents temporaires. La présence d'une dent temporaire au delà du terme régulier peut entraîner une anomalie de direction de la dent permanente. Cependant il faut se bien garder de l'extraire avant d'avoir acquis la certitude que la dent permanente est dans l'alvéole, car, en cas de destruction du germe de celle-ci, la dent temporaire peut remplir la place et la fonction de la dent permanente pendant la plus grande partie de la vie. On a cité la présence de dents temporaires chez des personnes de 30 et 40 ans. Donc on doit traiter les dents temporaires cariées comme les dents permanentes.

D'une manière générale, la chute tardive au delà de l'époque moyenne serait « l'indice d'une santé vigoureuse et d'une constitution robuste » (Magitot).

Deuxième classe. — Accidents de dentition.

Les accidents provenant de l'éruption des dents peuvent être rangés en deux classes principales, selon la période de dentition à laquelle ils se rapportent. M. Magitot les divise en cinq périodes.

A. Dentition temporaire.

Ces accidents apparaissent pendant l'éruption des vingt dents de lait, depuis les premiers mois qui suivent la naissance jusqu'à l'âge de 3 ans. Ce sont les plus sérieux.

Ils comprennent :

1° *Convulsions.* — Complication la plus fréquente. Elles peuvent débuter sans causes apparentes. Les muscles oculaires ont des contractions désordonnées, puis ces contractions s'étendent aux autres muscles de la face et même du corps. Ces contractures peuvent amener un état d'accablement, de coma qui peut avoir la mort pour issue. « Elles peuvent, chez les enfants, commencer dès le cinquième mois, accompagner toutes les phases de l'évolution dentaire et cesser définitivement avec la première période de dentition » (Blachez).

2° *Troubles digestifs.* — Fréquemment observés. L'irritation de la muqueuse buccale se répercute sur la muqueuse digestive. Elle donne lieu à de la diarrhée, aux vomissements.

La diarrhée peut être légère, parfois intense et

abondante. Les évacuations passent du jaune au vert, pour devenir séreuses.

Leur durée est, en général, limitée à l'apparition de la dent.

Lorsque les vomissements accompagnent la diarrhée, le dépérissement est plus rapide, la température s'abaisse et la mort peut survenir.

3° *Troubles thermiques.* — La fièvre peut se manifester seule ou accompagner d'autres affections.

Très caractérisée par son irrégularité (Rilliet et Barthez). Elle apparait au moment de l'éruption dentaire. Elle provoque chez l'enfant de l'irascibilité, de la paresse. L'appétit s'amoindrit et l'amaigrissement survient.

4° *Troubles respiratoires.* — Leur fréquence est plus rare. Les accidents les plus remarqués sont les laryngites, les pneumonies et les bronchites.

West pense que « le temps de la dentition est en réalité pour l'enfant une occasion particulière de danger. C'est l'époque d'un développement rapide de l'organisme » (Blachez).

5° *Affections cutanées.* — Les formes que revêtent ces affections sont, en général, l'érythème, l'eczéma, l'impétigo.

Les démangeaisons tourmentent les enfants. Des éruptions se manifestent sur la face, qui est toute couverte de croûtes jaunâtres. Les souffrances augmentent pendant la nuit.

Ces affections disparaissent, en général, peu de temps après l'apparition d'un groupe dentaire.

B. Dentition permanente.

Cette classe comprend quatre phases d'évolution, appartenant à deux périodes distinctes.

A. Première période :

Apparition de la première molaire;

Remplacement des 20 dents temporaires par les permanentes;

Apparition de la deuxième molaire.

B. Deuxième période :

Apparition de la troisième molaire dite *dent de sagesse*.

Accidents de la première période. — Les accidents accompagnant l'apparition des 28 premières dents permanentes affectent l'enfant entre la sixième et la douzième année.

« Un double processus physiologique marque la deuxième phase de la dentition : l'apparition d'une dent volumineuse (1) et l'accroissement proportionnel des mâchoires » (Magitot).

Cette définition, faite pour la première molaire de 6 ans, peut, par extension, s'appliquer aux autres phases de la première période de la deuxième classe des accidents de dentition.

Les accidents les plus fréquents de cette deuxième classe sont purement muqueux et se manifestent par des troubles gingivaux tels que la gingivite simple avec ses symptômes habituels (Voir page 52). Exceptionnellement, la gingivite revêt la forme ulcéreuse.

Accidents de la deuxième période. — « La troisième molaire est la dent la plus souvent frappée d'anomalies dans toute la série dentaire, principalement d'anomalies de forme, de structure, de direction » (Dubois).

Les désordres qui apparaissent à cette période peuvent se produire à la mâchoire supérieure et à la mâchoire inférieure.

1° *A la mâchoire supérieure*. — On constate des dé-

(1) La première molaire permanente.

viations en dehors de la troisième molaire avec parfois inflammation et ulcération de la gencive ou de la joue. Mais ces accidents sont peu fréquents.

2° *A la mâchoire inférieure.* — Les affections sont plus compliquées et beaucoup plus fréquentes par suite de la situation de cette dent dans l'angle de la mâchoire.

L'irritation qui résulte de l'éruption de la dent de sagesse peut frapper les muqueuses, les tissus dentaires, les nerfs, les muscles.

a) *Les muqueuses.* — La poussée de la dent peut entraîner une ulcération de la muqueuse qui la recouvre. Elle augmente, par le frottement de la dent antagoniste, par le séjour de mucus et de débris alimentaires difficiles à enlever.

La stomatite peut devenir ulcéreuse. L'inflammation peut s'étendre à la langue, aux ganglions sous-maxillaires, au pharynx et provoquer des abcès alvéolaires, des fistules gingivales ou cutanées.

b) *Le tissu osseux.* — Les désordres peuvent naître des obstacles que les parties osseuses opposent à l'éruption de la dent et donner lieu à de l'ostéite et de la nécrose.

c) *Le tissu nerveux.* — Les névralgies qui résultent de l'apparition de ces troisièmes molaires peuvent s'étendre aux organes auditifs et visuels.

d) *Le tissu musculaire.* — Les accidents musculaires sont le plus souvent la *constriction des mâchoires.*

La constriction peut résulter de maladies générales, comme le tétanos, la méningite, l'éclampsie, l'hystérie.

Certaines lésions dentaires telles que la périostite alvéolo-dentaire peuvent la provoquer. Mais elle est une des complications les plus fréquentes de l'évolution vicieuse de la dent de sagesse.

DEUXIÈME GROUPE. — ANOMALIES D'ARRANGEMENT ET DE NOMBRE.

Ce groupe comprend toutes les perturbations qui se produisent quant à l'arrangement des dents dans les arcades dentaires, au point de vue de la direction des dents et de leur siège. Nous y faisons rentrer également les anomalies dans le nombre des dents qui, évidemment, troublent l'arrangement normal des dents dans les arcades dentaires.

Nous aurons donc à y distinguer trois classes :

Première classe : *Anomalies de direction;*

Deuxième classe : *Anomalies de siège;*

Troisième classe : *Anomalies de nombre.*

Première classe. — Anomalies de direction.

Inclinaison vicieuse d'une dent modifiant ses rapports normaux avec les dents voisines ou antagonistes.

On divise les anomalies de direction en quatre variétés principales : *antéversion, rétroversion, latéroversion, rotation sur l'axe* (Gaillard).

Antéversion. — Projection d'une dent en avant. Elle affecte plus souvent la mâchoire supérieure que la mâchoire inférieure. Quand cette anomalie atteint les molaires, leur projection exagérée irrite fortement la partie interne des joues. Si les canines et les incisives subissent cette anomalie, elles se dirigent obliquement en avant et viennent soulever les lèvres.

« Contrairement à l'opinion émise par Magitot, la déviation n'est pas exclusive à la région antérieure, mais elle peut porter sur les molaires et même être unilatérale, ainsi que nous en avons observé des exemples » (Gaillard).

Le même auteur rapporte l'exemple d'une déviation chez un sujet adulte, rachitique, affecté d'un menton en galoche très prononcé. Les dents suivaient une direction horizontale, et il existait entre les canines et les petites molaires un espace de 4 millimètres, constituant le *diastème*.

L'antéversion des dents, lorsqu'elle est généralisée à plusieurs dents, est souvent liée au prognathisme de la mâchoire.

Rétroversion. — Projection en arrière d'une dent. Anomalie moins fréquente que la précédente, dont le caractère essentiel est que la couronne de la dent semble seule avoir éprouvé un recul.

Les dents les plus susceptibles de rétroversion sont les incisives latérales supérieures. Dans des exemples plus rares, on constate le déjet en arrière de la dent de sagesse.

Quand cette anomalie atteint toute l'arcade supérieure, elle donne lieu à une proéminence exagérée en avant du maxillaire inférieur et constitue ce qu'on appelle le *menton de galoche*.

Le rachitisme influe sur ces dispositions vicieuses des dents. L'antéversion et la rétroversion semblent tellement liées à cette modification osseuse que Gaillard pose la règle suivante : « Tout sujet en état de rachitisme aura les dents en *rétroversion*, s'il est *hydrocéphale ;* en *antéversion*, s'il est *microcéphale.* »

Latéroversion. — Inclinaison latérale de la dent, soit d'un côté soit d'un autre, sans saillie, ni en dedans ni en dehors de l'arcade dentaire.

L'inclinaison peut être telle que la dent reste enfermée dans le maxillaire. La dent la plus sujette à cette anomalie est la troisième molaire. Des renversements complets ont été signalés aussi sur la canine (Weld). La plus importante de ces déviations est celle qui affecte la dent de sagesse supérieure ou inférieure. Celle de la dent de sagesse supérieure est peu grave ; celle de la dent de sagesse inférieure entraine une inclinaison : 1° soit *en arrière*, en soulevant la muqueuse ; 2° soit *en dehors*, en ulcérant la joue ; 3° soit *obliquement* ou *transversalement*, dans le sens antéro-postérieur ; dans ce cas, elle détermine de graves accidents du côté de la mâchoire inférieure.

Rotation sur l'axe. — Pivotement de la dent sur elle-même dans les cas simples. Dans les cas plus complexes, outre la rotation sur son axe, la dent présente une torsion ou une flexion de la racine sur elle-même. Cette anomalie ne s'observe jamais aux molaires (Gaillard). Dans les prémolaires, elle passe souvent inaperçue. Elle est assez fréquente aux incisives latérales supérieures.

Le traitement des anomalies de direction forme un des chapitres les plus importants de la prothèse clinique sous le nom d'*orthopédie dentaire* ou *orthodontie* (1).

Deuxième classe. — Anomalies de siège ou hétérotopies.

Ces anomalies consistent dans la position d'une dent hors de la place qu'elle occupe habituellement.

Elles peuvent se produire :

1° Par transposition ;

2° Par déplacement :

Hétérotopie par transposition ou **migration double.** — Elle s'observe en général dans la mâchoire supérieure et dans la seconde dentition.

La transposition ou permutation s'opère entre les

(1) Voir Martinier, *Prothèse clinique. Redressements. (Manuel du chirurgien dentiste.)*

dents peu éloignées. Le changement a lieu entre canines et prémolaires, incisives latérales et canines. Par exception, la molaire de sagesse peut occuper la place de la 2e molaire. On a vu une canine supérieure occuper la place de l'incisive centrale (Amoedo).

Hétérotopie par déplacement : *a*) *Hors de l'arcade ou migration simple.* — Anomalie très fréquente et qui s'observe, en général, comme la précédente, à la mâchoire supérieure et dans la dention permanente. A cette catégorie appartiennent les déplacements constatés dans la région faciale ou buccale.

Cette anomalie donne lieu à des accidents graves, lorsque la dent siège sous la langue ou se trouve en contact direct avec la joue. Des excoriations ou des ulcérations peuvent se produire et amener des complications funestes.

b) *Hors de la cavité buccale ou par genèse.* — Génération d'une dent hors de la cavité buccale, dans le plancher de fosses nasales, le sinus maxillaire, le sphénoïde, etc.

A cette catégorie appartiennent les *kystes dermoïdes*, dont le caractère principal est d'avoir pour sac une production de nature dermique ou épidermique, les glandes sébacées, les ongles, les dents.

Les faits qui se rapportent à cette anomalie sont très fréquents.

Les kystes renfermant des dents sont dits *kystes composés*. Ils ont été observés dans l'estomac, le cou, le vagin, le testicule, etc.

Troisième classe. — Anomalies de nombre.

Les anomalies de nombre affectent les formules dentaires par augmentation ou par diminution.

Première formule. — Dentition temporaire.

$$\text{Inc.}\ \frac{2-2}{2-2}\cdot\ \text{Can.}\ \frac{1-1}{1-1}\cdot\ \text{Mol.}\ \frac{2-2}{2-2}=20.$$

Deuxième formule. — Dentition permanente.

$$\text{Inc.}\frac{2-2}{2-2}\cdot\ \text{Can.}\frac{1-1}{1-1}\cdot\ \text{Bicusp.}\ \frac{2-2}{2-2}\cdot\ \text{Mol.}\ \frac{3-3}{3-3}=32.$$

Anomalies par augmentation. — Ces anomalies sont peu fréquentes, elles sont plutôt caractérisées par la présence de certains germes supplémentaires. Il est rare en effet que les dents surnuméraires affectent la forme normale. Leur siège de prédilection est la partie interne du voisinage des grosses molaires. Les observations portent en général sur les molaires supplémentaires, chez les nègres le plus souvent. Elle existe pour les incisives centrales ou latérales. L'anomalie sur les canines n'a jamais été observée. On cite quelques cas exceptionnels quant aux bicuspides.

Anomalies par diminution. — Modifications très fréquentes de la formule dentaire.

La série peut être réduite à 30, 28, 26 dents.

Les dents dont on remarque le plus souvent l'absence sont les molaires de sagesse, les incisives latérales supérieures, quelquefois les prémolaires.

Cette anomalie est un argument de plus pour ne procéder à l'extraction d'une dent temporaire que lorsqu'on a acquis la certitude de la présence de la *dent permanente de remplacement* dans la gencive.

TROISIÈME GROUPE. — ANOMALIES DE CONSTITUTION.

Ce dernier groupe des anomalies dentaires comprend toutes les malformations qui se produisent dans la constitution externe de la dent (*forme, vo-*

lume), tous les troubles qui surviennent dans la composition des tissus dentaires (*structure*, *érosion*), ou dans leur disposition.

Il se divise en deux grandes classes :

Première classe. — Anomalies de *forme*.

Deuxième classe. — Anomalies de *structure*.

Première classe. — Anomalies de forme.

L'*anomalie de forme* frappe la dent dans ses *caractères extérieurs*, indépendamment de sa structure interne.

La forme d'une dent peut être quelquefois tellement altérée que son caractère primitif disparaît. Selon que l'anomalie frappe une partie de la couronne ou de la racine, ou ces deux parties en totalité, elle sera *partielle* ou *totale*.

Anomalies partielles. — Dans ce cas, l'anomalie peut être *coronaire* ou *radiculaire*.

1° *Anomalies coronaires*. — Ces anomalies se présentent le plus souvent à la mâchoire supérieure. Elles frappent en général les incisives ou les molaires de sagesse. Dans le cas des incisives, celles-ci se rapprochent de la forme conoïde (les incisives latérales le plus souvent); dans celui des molaires, ces dernières perdent dans leur forme coronaire tout caractère distinctif.

La couronne peut encore s'aplatir soit transversalement, soit dans le sens antéro-postérieur.

Le nombre des tubercules peut aussi augmenter et affecter ainsi le volume de la dent.

2° *Anomalies radiculaires*. — Ces anomalies sont importantes au point de vue chirurgical. Elles peuvent affecter toute la série dentaire, mais c'est aux molaires que l'on constate la plus grande fréquence de cet état anormal. Le nombre des racines peut être augmenté ou diminué : on a rencontré des racines de canines inférieures bifides; les extrémités des racines des molaires peuvent être recourbées soit en avant, soit en arrière; c'est-à-dire convergentes ou divergentes.

Dans ce dernier cas surtout l'extraction de la dent présente de sérieuses difficultés. Les racines sont encore souvent réunies dans les molaires de sagesse. Leur nombre dans les molaires peut être porté à 4 et même à 5 (molaires inférieures).

Cela est utile à connaître pour le traitement des caries du 3e et du 4e degré.

Il a été publié à ce sujet une statistique intéressante pour les molaires inférieures (1).

Anomalies totales. — L'anomalie totale de la couronne, de la racine ou de la couronne et de la racine constitue l'anomalie décrite par Magitot sous le nom d'*anomalie de volume.*

Comme dans les cas précédents, ces anomalies affectent plus spécialement les dents permanentes. Elles peuvent porter sur toute la série dentaire.

Les caractères de ces anomalies sont intimement liés à ceux des anomalies de forme.

C'est pourquoi nous n'avons pas cru devoir en faire une classe spéciale, mais simplement une sous-classe.

Le volume total d'une dent peut être frappé d'*augmentation* ou de *diminution*.

1° *Anomalies par augmentation ou géantisme* (*coronaires, radiculaires, coronaires et radiculaires.* — Cette affection peut porter sur la couronne, la racine ou sur ces deux parties à la fois. Ce dernier cas est le plus fréquent.

Les incisives, les canines et les molaires sont plus sujettes à ces anomalies. « Parmi les incisives, les

(1) Voir Chauvin et Papot, *Odontologie*, 1886.

supérieures seules paraissent en être affectées, car on n'en connaît pas d'exemple aux inférieures » (Magitot).

2° *Anomalies par diminution ou nanisme* (*coronaires, radiculaires, coronaires et radiculaires*). — La diminution peut porter sur la couronne, la racine ou ces deux parties à la fois.

Mais la diminution porte le plus souvent sur l'ensemble du système dentaire, couronnes ou racines.

Deuxième classe. — Anomalies de structure.

Ces anomalies frappent les tissus durs de la dent ou ses éléments histologiques. Elles sont d'ordre interne.

L'anomalie est *simple*, quand les modifications que subit la dent sont extérieures ou peu profondes; *compliquée*, quand la plupart des tissus en sont affectés dans leur juxtaposition ou leur disposition.

A. Anomalies de structure simples.

Les anomalies de structure simples ou superficielles comprennent trois catégories :

1° Les taches de l'émail,

2° Les lacunes ou espaces interglobulaires de Czermak;

3° L'érosion.

Taches de l'émail. — On remarque, sur l'émail des incisives ou des molaires, des taches opaques, blanches, jaunes ou de colorations diverses, et de forme irrégulière. Elles peuvent être quelquefois confondues avec des caries du 1er degré, alors que ce ne sont que des anomalies de structure du tissu de l'émail. Elles siègent généralement sur la face labiale des dents antérieures ou des molaires et sont limitées à un simple point ou affectent la plus grande partie de la couronne.

Nous avons eu à soigner une jeune personne dont les huit dents antérieures, supérieures et inférieures, étaient affectées de taches de l'émail sur la totalité de la couronne, ces taches étaient jaune foncé et produisaient un effet si disgracieux que cette personne, qui était jolie, s'est fait sectionner les couronnes de ses dents et les a fait remplacer par des couronnes artificielles.

Espaces interglobulaires de Czermak. — Cette anomalie de structure affecte les tissus intimes de la dent, c'est l'*érosion de l'ivoire*. On observe alors, à un fort grossissement de 200 diamètres, une ou plusieurs couches de dentine en globules, avec des cavités appelées *espaces interglobulaires de Czermak*.

Ces espaces sont « larges, prolongés dans divers sens et remplis d'une matière noirâtre granuleuse » (Magitot).

Ces défauts de structure de l'ivoire favorisent la marche de la carie.

Érosion. — C'est la plus importante des anomalies de structure superficielles.

Cette affection altère la couronne des dents. Celles-ci paraissent usées, échancrées, rongées. L'émail en est spéciale ment frappé, quoique cette altération semble atteindre les couches profondes du tissu dentaire.

L'érosion revêt diverses formes qui sont les suivantes :

Érosion pointillée ou *en cupules.* — Les points affectés sont entourés d'émail sain. L'érosion apparaît sous un aspect pointillé ou granuleux. Le changement de coloration de la dent est peu appréciable.

Érosion en sillons. — Les dépressions sont horizontales et continues. Les sillons peuvent être multiples sur la même dent.

Érosion en nappe. — La couronne semble rongée

par un acide et sa partie supérieure est complètement ou presque complètement privée d'émail.

Érosion en étages ou *escaliers*. — Les dépressions sont superposées en étages.

Érosion en gâteau de miel ou *amorphisme*. — C'est la combinaison de plusieurs formes d'érosion faisant perdre à la dent son caractère et ne laissant qu'un tronçon difforme à la place de la couronne.

Dent d'Hutchinson. — Variété d'érosion qui consiste en une échancrure semi-lunaire très apparente sur le bord libre des dents, principalement des incisives centrales supérieures. Elle a été considérée par Fournier comme une présomption formelle, peut-être même un signe certain d'hérédité syphilitique.

B. Anomalies de structure compliquées.

Ces anomalies sont dues à une perturbation que subit le germe dentaire dans sa nutrition ou dans sa structure. Ce sont les *anomalies de nutrition* de la classification de Magitot.

Les perturbations que subit le germe dans son évolution peuvent donner naissance à trois catégories d'anomalies, qui sont, avec leurs subdivisions :

1° Anomalies de disposition des tissus dentaires, par réunion de deux germes, par division d'un seul germe, par atrophie folliculaire.

2° Odontomes bulbaires ou embryoplastiques, odontoplastiques, radiculaires.

3° Kystes folliculaires ou dentigères, embryoplastiques, odontoplastiques.

Anomalies de disposition des tissus dentaires. — Il faut distinguer les anomalies par réunion de deux germes, les anomalies par division d'un seul germe, et les anomalies par atrophie folliculaire.

a) *Anomalies par réunion de deux germes*. — Elles

sont très anciennement connues. Elles affectent plus particulièrement la seconde dentition. Elles consistent dans la soudure de dents normalement voisines, telles que les incisives, les molaires. Cette soudure peut s'opérer dans toute l'étendue verticale des deux dents ou n'atteindre que les couronnes ou les racines.

La soudure peut être plus ou moins régulière.

Tomes rapporte l'exemple d'une soudure de deux dents effectuée par leur cavité pulpaire.

Les soudures radiculaires s'observent principalement entre les deuxièmes et troisièmes molaires.

L'accolement de l'incisive latérale et de la canine a été observé exceptionnellement par Weld (Dubois).

b) *Anomalies par division d'un seul germe.* — Séparation des parties constituantes de la couronne ou des racines.

Cette anomalie n'atteint jamais la totalité de la dent. Elle se traduit par la division des tubercules des molaires, des saillies des incisives, par la bifidité des racines normalement simples.

Quand il y a division des racines, cette disposition peut présenter des *obstacles sérieux* à l'extraction de la dent.

c) *Anomalies par atrophie folliculaire.* — « Le phénomène de l'atrophie, considéré au point de vue tératologique, c'est-à-dire comme fait de disparition d'un follicule, consiste essentiellement en *une résorption pure et simple du sac folliculaire et de son contenu* » (Magitot).

Cette atrophie peut être : *complète*, par l'absence totale du follicule ; *incomplète*, quand il reste un débris plus ou moins réduit du follicule.

Odontomes. — « L'odontome consiste en une tumeur développée aux dépens tantôt d'un ou de plusieurs des organes constituants du follicule, tantôt des tissus dentaires eux-mêmes au moment de leur genèse » (Magitot).

La genèse de ces tumeurs varie au point de vue anatomo-pathologique avec leur stade de formation et c'est en suivant cet ordre qu'on les classe en :

a) Odontomes bulbaires, embryoplastiques;

b) Odontomes odontoplastiques ;

c) Odontomes radiculaires.

a) *Odontomes bulbaires, embryoplastiques.* — Ils sont appelés aussi *tumeurs fibreuses, fibromes des mâchoires, tumeurs fibro-plastiques, corps fibro-cellulaires.*

Ces tumeurs naissent au moment de la formation du bulbe avant l'achèvement de la calcification. Elles admettent plusieurs variétés et peuvent être constituées par *hypergenèse*, ou agglomération de bulbes, de fragments de dentine (fragments dentinaires), d'amas de couronnes avortées, ou par *hypertrophie* ou réunion des caractères constituant l'hypergenèse.

Cette variété d'odontomes siège principalement sur la dent de sagesse inférieure.

b) *Odontomes odontoplastiques.* — Ils se produisent dans le follicule au début de la formation des éléments dentaires par suite d'une altération de nutrition.

Ils peuvent être :

1° *Dentinaires*, quand la dentine a subi une altération de nutrition.

2° *Adamantins*, par perturbation de l'émail.

3° *Coronaires*, quand par suite de troubles au moment de la formation de la couronne, une partie reste constituée, tandis que l'autre se transforme en une tumeur plus ou moins volumineuse.

c) *Odontomes radiculaires.* — Cette tumeur se produit dans la racine au moment de sa formation. Elle peut affecter l'ivoire et le cément ou le cément seul.

L'odontome radiculaire purement dentinaire n'est pas connu.

Kystes folliculaires ou dentigères. — Le kyste folliculaire ou dentigère consiste en « un sac contenant un germe dentaire avorté, enfermé dans une poche kystique constituée par la paroi distendue du follicule » (Dubois).

Ce sac peut contenir un ou plusieurs germes, une ou plusieurs loges, d'où la division en kystes uniloculaires ou multiloculaires.

Ces kystes, de même que les odontomes, sont divisés en embryoplastiques et odontoplastiques.

Groupe complémentaire. — Anomalies de forme des arcades dentaires en rapport avec les anomalies dentaires.

Ces anomalies sont liées aux anomalies dentaires ; elles peuvent être rangées dans les quatre catégories suivantes :

1° **Asymétrie.** — Les deux arcades dentaires ne concordent pas entre elles.

2° **Diastolie.** — Augmentation du diamètre transversal de l'arcade dentaire. Elle frappe l'un ou les deux maxillaires.

3° **Atrésie.** — Diminution du diamètre transversal de l'une ou des deux arcades dentaires.

4° **Prognathisme.** — Cette anomalie peut frapper le maxillaire supérieur, l'inférieur ou les deux à la fois ; elle consiste dans la projection en avant des arcades dentaires.

Le traitement de toutes ces anomalies est lié au traitement des anomalies de direction et s'effectue par le redressement ou l'*orthodontie* (1).

(1) Voir Martinier, *Prothèse dentaire* in *Manuel du chirurgien dentiste.*

Article II. — Traumatismes des dents.

Les principaux traumatismes qui frappent les dents sont : 1° les luxations, 2° les fractures, 3° les abrasions ou usures.

§ 1er. — *Luxations des dents.*

La luxation consiste dans le déplacement de la dent par suite de causes agissant directement (luxation directe) ou par transmission (luxation indirecte).

La luxation peut être *incomplète* ou *complète :*

Luxation incomplète. — L'ébranlement de la dent a lieu dans l'alvéole. La luxation se manifeste par un allongement de la dent et un sentiment de douleur à la percussion.

Les symptômes concomitants sont la tuméfaction et l'inflammation des gencives ou des lèvres, ou des deux à la fois.

Luxation complète. — La dent est complètement séparée de l'alvéole et projetée hors de la cavité buccale.

L'hémorrhagie suit cet accident, qui est accompagné des phénomènes ordinaires de la tuméfaction.

Lorsqu'il y a eu bris de l'alvéole ou des maxillaires, il y a une luxation complète ou incomplète des dents voisines de la fracture.

La congestion et la mortification de la pulpe sont souvent la conséquence de la luxation même incomplète des dents.

§ 2. — *Fractures des dents.*

La fracture est une solution de continuité affectant tout ou partie d'une *dent.*

Elle peut avoir pour cause des accidents dus à l'extraction de la dent, ou provenir de chutes, de chocs, de coups, d'affections professionnelles.

On divise les fractures en deux groupes : *accidentelles*, *spontanées*.

Fractures accidentelles. — Elles peuvent provoquer des craquelures, des fêlures; occasionner le sectionnement partiel ou complet de la couronne, la mise à nu de la pulpe, la déchirure du périoste de la dent; provoquer des accidents inflammatoires et souvent la mortification ou même la perte totale de la dent.

Ce groupe contient donc deux catégories de fractures :

1° Les *fractures superficielles*, qui n'intéressent que l'émail, comme les fêlures, les craquelures, les dentelures des couturières (par suite de leur habitude de couper le fil avec les dents).

2° Les *fractures profondes*, qui atteignent particulièrement les enfants à la suite d'un choc (pierre, bille, anneau de gymnastique) ou d'une chute.

Les adultes peuvent aussi être atteints de fractures profondes (chutes de cheval ou de bicyclette).

Dans les *fractures accidentelles*, on constate l'absence de la partie de la couronne fracturée, souvent aussi l'ébranlement de la dent dans son alvéole, une douleur vive, spontanée, ou constatée à la *percussion* suivant que la pulpe a été atteinte par un traumatisme, soit directement (la partie de la couronne enlevée mettant cet organe à nu), soit indirectement par suite du choc et de l'inflammation du périoste alvéolo-dentaire.

Les fractures des dents entraînent généralement la congestion de la pulpe et la mortification de cet organe, même lorsqu'il n'est pas mis à nu par la fracture.

Fractures spontanées. — La fracture spontanée est la séparation brusque d'une dent en deux parties par l'ouverture de sa cavité pulpaire.

Plusieurs causes ont été mises en avant pour expliquer la spontanéité du bris de la dent. On a supposé qu'une accumulation de gaz dans la cavité pulpaire, par suite de la décomposition de la pulpe, occasionnait cette explosion de l'organe dentaire (Poinsot). Dubois pense « que la fracture spontanée est due à des changements moléculaires succédant à la surcalcification de l'organe ».

La fracture spontanée de la dent a été signalée par Lecaudey, Blocman.

§ 3. — *Abrasion ou usure des dents.*

L'abrasion est la corrosion des tissus durs de a dent.

Elle frappe plus souvent les dents temporaires que les dents permanentes. Elle porte sur la face triturante des dents.

L'usure se manifeste habituellement sous deux formes : *transversale* et *régulière*, c'est le cas le plus ordinaire; *oblique;* cette dernière forme est simultanément *oblique-interne*, pour l'une des deux mâchoires, et *oblique-externe*, pour l'autre.

L'abrasion peut être *mécanique* ou *chimique*.

Abrasion mécanique. — Elle résulte principalement du frottement des dents antagonistes, de l'usage prolongé de la brosse et de la poudre dentifrice, de l'action mécanique provenant de l'application de pièces de prothèse, de contractures involontaires des mâchoires, du grincement des dents, de l'action de la pipe, d'une articulation défectueuse ou d'habitudes professionnelles (souffleurs de verre).

L'absence de molaires ou du moins de molaires antagonistes, par suite de leur extraction prématurée, faisant porter tout le poids de l'articulation, dans la mastication, sur les dents antérieures, peut favoriser l'usure.

Nous avons vu un homme, d'environ quarante-cinq ans, chez lequel les six dents antérieures de la mâchoire supérieure étaient usées jusqu'au niveau de la gencive.

L'usure peut n'atteindre que l'émail. Elle est produite alors par l'action réciproque des dents dans l'acte de la mastication. Le bord saillant des dents s'use, mais la partie corrodée conserve son poli.

Elle peut affecter la dentine.

L'abrasion peut aussi atteindre la pulpe par l'usure complète de l'émail et de la dentine. Il n'est pas rare alors de voir se produire une inflammation aiguë ou chronique de la pulpe, se terminant par la calcification ou la mortification de l'organe et ses complications.

Abrasion chimique. — Destruction de l'émail et de la dentine. Cette affection, encore mal connue, est attribuée à une influence chimique, à une altération électrochimique, à une réaction de la salive, à l'usage immodéré des acides végétaux.

L'abrasion chimique se rencontre ordinairement à la mâchoire inférieure, au collet des dents antérieures (face labiale ou jugale) et elle affecte la forme d'un angle, dont le sommet se trouve vers le centre de la dent.

Les dents frappées d'usure transversale sont souvent insensibles, lorsqu'il s'est produit la calcification pulpaire. D'autres fois, elles sont très sensibles par suite de l'irritation pulpaire.

Cette affection présente alors tous les symptômes des maladies de la pulpe et nécessite le traitement indiqué plus loin pour la carie du troisième degré.

ARTICLE III. — CARIE DENTAIRE.

« La carie dentaire est une altération spéciale des tissus durs de la dent, progressant de la périphérie au centre, s'observant surtout sur les dents ou parties de dents anormalement constituées » (Dubois).

SYMPTOMES. — Les symptômes qui annoncent la présence de la carie peuvent être de deux sortes : *physiques* ou *fonctionnels.*

1° *Symptômes physiques.* — Les signes précurseurs apparaissent d'abord dans l'émail, mais ils varient suivant l'état de la partie affectée.

Si la carie débute dans une fissure ou dans une dépression de la couronne, on remarque alors un point ou une ligne de couleur foncée. Si elle affecte une partie lisse, exempte de toute solution de continuité, la partie lésée perd sa transparence et prend l'apparence d'une tache souvent blanchâtre, quelquefois brunâtre.

2° *Symptômes fonctionnels.* — Les signes subjectifs qui annoncent la carie sont presque toujours nuls dans les débuts. Mais si l'affection prend une marche progressive, il se produit des troubles locaux plus ou moins intenses, indiquant que la carie a gagné les couches superficielles, puis profondes de l'ivoire et enfin a atteint la pulpe. La sensibilité est affectée d'abord par les causes thermiques ou chimiques, puis il y a spontanéité dans la douleur et enfin sensation douloureuse au choc ou à la percussion.

CLASSIFICATION. — Plusieurs classifications des différents degrés de la carie ont été proposées.

Le tableau suivant résume la classification adoptée par l'École dentaire de Paris et qui a été recommandée par le professeur Blach au Congrès dentaire de Chicago (1893) :

1er degré.	Altération de l'émail.............	Carie non pénétrante.
2e —	Altération de l'émail et de l'ivoire.	
3e —	Altération de la pulpe...........	Carie pénétrante.
4e —	Mortification de la pulpe et altération du périoste...............	

§ 1. — *Carie du premier degré.*

Lésion n'attaquant que l'*émail*, sans altération de l'ivoire.

Symptomes. — Elle se manifeste par une tache brunâtre dans les caries anciennes et par une opacité de l'émail dans les caries récentes.

A l'exploration, les tissus paraissent friables et crayeux.

Les manifestations subjectives sont nulles. Pas d'irritation thermique, pas de douleur à la percussion et à la mastication, pas d'odeur.

Elle siège généralement soit sur les *faces latérales des dents*, et dans ce cas affecte la forme d'une *tache* plus étendue que profonde ; soit sur les *faces triturantes*, les fissures intertuberculaires ; elle a alors la forme d'un *point* ou d'un *trait*.

Diagnostic. — Il ne faut pas confondre les taches symptomatiques de la carie du 1er degré avec les simples taches des dents qui ne sont que des anomalies de structure de l'émail (p. 110).

§ 2. — *Carie du deuxième degré.*

Lésion de l'émail et de l'ivoire sans altération sensible de la pulpe.

La carie du 2e degré revêt deux formes distinctes, d'où une subdivision en deux classes.

1re *classe.* — Altération *distante* de la pulpe.

2e *classe.* — Altération plus profonde, *voisine* de la pulpe.

Altération distante de la pulpe ou 1re *classe*. — L'altération de la dentine est superficielle et laisse la pulpe protégée.

L'aspect de la dent revêt une décoloration partielle, limitée à la grandeur de la cavité de la carie. L'absence de transparence est établie par comparaison avec la dent homologue ou voisine. La pression du doigt et la percussion n'occasionnent pas de douleur. Les effets de la chaleur et du froid sont souvent nuls. Le contact des aliments n'occasionne généralement aucune sensation, excepté celui des aliments sucrés (confitures, chocolat, etc.). La douleur est variable ou nulle et la partie affectée ne dégage ordinairement que peu d'odeur.

Altération voisine de la pulpe ou 2e *classe*. — La cavité est proche de la pulpe. La sensibilité à la percussion et à la pression digitale est nulle, mais la pression d'un pansement trop serré au fond de la cavité provoque souvent une douleur vive. L'effet du froid ou du chaud occasionne une douleur, qui ne se manifeste pas dans les caries anciennes. Les aliments sucrés ou acides exercent un agacement sensible et quelquefois douloureux.

Cette carie ne se manifeste pas par des phénomènes de sensibilité spontanée. La transparence de la dent ne subit aucune altération et la coloration n'est modifiée qu'au niveau de la cavité où elle peut être blanchâtre, jaunâtre ou noirâtre.

L'excavateur, en soulevant les lames d'ivoire ramolli, provoque une certaine douleur dans le voisinage des surfaces saines.

L'odeur spéciale, dont s'imprègne le coton de pansement, est due à l'ivoire carié et aux débris alimentaires contenus dans la cavité.

Les phénomènes thermiques sont différemment perçus. Le froid procure une douleur assez vive ainsi que la chaleur. Les aliments sucrés ou acides occasionnent une sensation douloureuse.

La marche de la carie du 2e degré peut être lente ou rapide.

Le diagnostic est délicat pour éviter la confusion avec la carie du 3e degré dans la 2e classe et avec le 4e degré dans la 1re classe.

§ 3. — *Carie du troisième degré* (*Carie pénétrante de Magitot*).

Affection atteignant la pulpe, après désorganisation de l'émail et de la dentine, mais sans gangrène du tissu pulpaire.

Elle est toujours associée à un état pathologique de la pulpe. C'est la cause la plus fréquente des maladies dont cet organe peut être atteint.

Aussi l'étude de la carie du 3e degré comprend les maladies désignées sous le nom de *pulpites.*

Pulpites. — La pulpite, souvent confondue avec les simples douleurs de dents sous le nom d'*odontalgie*, a encore été décrite sous le nom d'*odontite* (Jamain et Terrier).

Elle débute vaguement par une sensation de gène. Plus tard la douleur est lancinante avec recrudescence pendant la nuit. Elle revient par crises. On la désigne communément sous le nom de *rage de dents*. Les douleurs peuvent s'irradier dans l'œil, l'oreille, les diverses branches du trijumeau.

La *pulpite aiguë* marche rapidement. Parfois elle se résout par suppuration et gangrène.

La *pulpite chronique* peut se développer sans avoir été précédée de phénomènes aigus.

Il ne faut pas confondre la pulpite avec la périostite (voy. p. 126).

1° **Pulpites aiguës.** — Symptomes. — Les *symptômes*

généraux des *pulpites aiguës* se manifestent par la sensibilité de la pulpe aux agents thermiques et à l'attouchement. La douleur est souvent intolérable. Le contact de l'eau froide, des aliments acides, produit une sensation vivement ressentie.

On divise les pulpites *aiguës* en pulpites *subaiguës* et en pulpites *aiguës* proprement dites.

A. *Pulpite subaiguë.* — Elle se manifeste par une coloration rose pâle de la pulpe et par une légère congestion de sa surface.

Les contacts thermiques ou mécaniques, les aliments acides provoquent une souffrance locale. Les douleurs sont moins intenses et moins durables que dans la périostite aiguë.

B. *Pulpite aiguë.* — Manifestation plus grave des phénomènes précédents. *Douleur spontanée*, provoquant la rage de dents. La pulpite aiguë occasionne des insomnies accompagnées de crises.

Les phénomènes pathologiques sont plus accusés, s'irradient vers les dents voisines.

La pulpe est très sensible à la pression, au contact, à la succion.

Elle affecte une coloration rouge foncé et dans cet état elle commence à dégager une odeur spéciale et nauséabonde.

La cavité doit être scrupuleusement examinée avec une sonde ; on découvre alors le pertuis faisant communiquer la cavité cariée avec la cavité pulpaire.

2° **Pulpites chroniques.** — On les divise en *pulpites hypertrophiques* et en *pulpites atrophiques*.

A. *Pulpites hypertrophiques.* — Il y a lieu de distinguer la pulpite hypertrophique et les tumeurs de la pulpe.

a) *Pulpite hypertrophique.* — « État variqueux de la pulpe, qui se montre d'un rouge foncé, ses vaisseaux sanguins sont de diamètre agrandi, ils saignent à la moindre excitation, succion, piqûre » (Dubois).

b) *Tumeurs de la pulpe.* — L'hypertrophie de la pulpe provoque sa saillie hors de l'organe sous forme de polype. Ces tumeurs sont de constitution vasculaire et sujettes à l'hémorrhagie à la suite d'un attouchement. Ne pas les confondre avec les hypertrophies de la gencive.

Dans les deux cas, la pulpe n'est douloureuse qu'à la pression.

B. Pulpites atrophiques. — On distingue la pulpite avec dégénérescence calcique et la pulpite avec dégénérescence graisseuse.

a) *Pulpite avec dégénerescence calcique.* — Il se produit dans l'intérieur de la pulpe une formation de *dentine secondaire* ou de nodules pulpaires qui peuvent l'envahir entièrement.

Le seul symptôme est souvent une douleur continue, sourde, avec exacerbations le soir.

b) *Pulpite avec dégénérescence graisseuse.* — Dans cette variété, il y a formation de petits corps graisseux, qui augmentent de nombre au détriment de la pulpe, laquelle devient translucide et se colore en jaune pâle.

§ 4. — *Carie du quatrième degré.*

Carie de l'émail et de la dentine avec mortification de la pulpe.

L'affection peut détruire totalement la couronne de la dent.

On peut déceler cette carie par l'inspection de la cavité. L'odeur est nauséabonde, lorsque la cavité pulpaire est ouverte. Les actions chimiques et thermiques ne provoquent pas de douleur. La coloration de la couronne de la dent est modifiée et presque toujours grise.

La pulpe peut être mortifiée dans une dent non cariée, à la suite d'un traumatisme ou de troubles trophiques. Dans ce cas, la coloration de la dent souvent n'est pas changée.

Les accidents auxquels donne lieu l'inflammation du périoste alvéolo-dentaire constituent les complications de la carie du 4e degré.

Périostite alvéolo-dentaire. — Elle est aussi désignée sous le nom de *périostite dentaire*, *périodontite alvéolo-dentaire*.

C'est l'inflammation du périoste ou plus exactement de la membrane péri-dentaire.

Symptomes. — La périostite est *aiguë* ou *chronique*.

1° *Périostite alvéolo-dentaire aiguë*. — On divise la périostite aiguë en : *a*. subaiguë ; *b*. aiguë ; *c*. phlegmoneuse.

Au début, gêne et tension au niveau de la dent. Le malade éprouve la sensation d'un corps étranger et un besoin de presser sur ses dents. Il lui semble que la dent est allongée, en caoutchouc. Le choc produit des douleurs intenses. La douleur, qui siège dans toute la région voisine de la dent affectée, est calmée d'abord par les liquides froids et augmentée par les liquides chauds, puis le contraire se produit.

La gencive est rouge au pourtour de la dent malade, principalement au point correspondant à l'apex de la racine, puis elle se couvre d'une desquamation blanchâtre.

En cas de suppuration, la dent est notablement ébranlée et l'écoulement se produit par un ou plusieurs orifices, soit au collet de la dent, soit à la hauteur de l'apex de la racine par la gencive ou par la peau, quelquefois sur un point plus éloigné.

Les symptômes de voisinage sont la fluxion et les accidents nerveux.

Les symptômes généraux se traduisent par de la fièvre, de l'insomnie, de l'inappétence.

La périostite peut se terminer par la résolution. En cas de chronicité, l'inflammation est localisée au niveau du sommet de la racine (Magitot).

2° *Périostite chronique.* — On divise la périostite chronique en : *a. périostite avec fistules; b. périostite avec kystes radiculaires et tumeurs du périoste.*

a. Périostite avec fistules. — La périostite peut devenir chronique et donner lieu à de petites fistules gingivales ou cutanées qui s'ouvrent périodiquement et laissent échapper une quantité variable de pus, tous les mois, chez les femmes, à l'époque des menstrues.

b. Périostite avec kystes radiculaires et tumeurs du périoste. — Les kystes radiculaires se distinguent par leur masse globuleuse, molle, s'écrasant facilement et laissant sourdre un liquide purulent (Dubois).

Leur volume est variable.

L'existence des kystes est souvent ignorée et seule l'extraction da la dent cariée en indique la présence. Pourtant la sensation d'élasticité de la dent dans l'alvéole peut faire présumer l'existence d'un kyste radiculaire.

Lorsque la tumeur siège au maxillaire supérieur, la narine correspondante est parfois obstruée, ce qui provoque de la gène dans la respiration. Le kyste peut aussi envahir le sinus maxillaire.

Lorsque le kyste siège dans l'épaisseur de l'arcade alvéolaire, on aperçoit une tuméfaction en arrière des lèvres et en dedans de la joue.

L'augmentation de la tumeur détermine une difformité extérieure. La tumeur est lisse, fluctuante.

La marche des kystes est lente et peut durer des années. Les kystes abandonnés à eux-mêmes peuvent s'ouvrir, si on n'intervient pas, et donner lieu à une fistule intarissable.

Complications. — Les complications de la périostite alvéo-dentaire peuvent être *inflammatoires* ou *nerveuses*.

Complications inflammatoires. — L'inflammation peut s'étendre aux parties voisines et provoquer des abcès, des fistules gingivales ou cutanées, de la nécrose plus ou moins étendue de l'alvéole ou du maxillaire, de l'adénite, de l'adéno-phlegmon. Parfois on remarque l'épaississement des tissus péridentaires (kystes). Les abcès périmaxillaires sont assez fréquents. Les abcès du sinus maxillaire s'observent dans le cas de périodontite des grosses molaires, lorsque les racines très longues pénètrent dans cette cavité ou aussi par propagation de l'inflammation à l'os et à la muqueuse du sinus.

Complications nerveuses. — Elles ont une assez grande importance dans l'étiologie des accidents consécutifs aux maladies des dents.

Pyorrhée alvéolaire. — Dégénérescence atrophique de la membrane alvéolo-dentaire déterminant la chute précoce des dents (Dubois).

Primitivement nommée *ostéo-périostite alvéolo-dentaire* (Magitot), *maladie de Fauchard* (David, Touchard), *gingivite arthro-dentaire infectieuse* (Galippe), *périodontite expulsive* (Aguilhon de Sarran), *polyarthrite* [Rédier (de Lille)].

Symptomes. — La marche de cette affection comprend trois périodes :

1re *période.* — Ses manifestations se traduisent presque toujours au début par un déplacement et une projection en avant de la dent. La mobilité de l'organe est alors faiblement perçue au toucher digital, si ce n'est pour un observateur exercé.

Il n'y a encore ni douleur, ni suppuration, mais un sentiment de gêne dans la gencive.

2e *période.* — Les phénomènes objectifs sont plus visibles.

La dent perd une partie de sa solidité, accuse un décollement plus net de la gencive et il s'établit un suintement, que la pression digitale sur la gencive fait soudre au collet. La percussion accuse une sensibilité notable, mais non la température.

La gencive est rouge et tuméfiée. Le tartre abonde.

3e *période.* — Enfin la dent est très mobile, très allongée, très douloureuse au choc ou spontanément, semblant prête à tomber, le décollement est presque complet, la suppuration abondante, la pulpe se gangrène et sa mortification provoque de véritables abcès alvéolaires, qui compliquent la marche et abrègent la durée de l'affection.

Diagnostic. — Ne pas confondre cette affection avec la gingivite ou la périostite alvéolo-dentaire.

Dans la gingivite, le décollement gingival est moins profond que dans la pyorrhée.

L'allongement de la dent est très manifeste dans cette dernière et son allure chronique fait qu'elle se reproduit pendant plusieurs années et attaque les dents les unes après les autres, mais pas toujours les dents voisines (1).

Article IV. — Résorption et exostose.

Résorption. — La résorption consiste dans l'élimination totale ou partielle des tissus de la racine.

Elle peut être provoquée par une périostite chronique, ou par des troubles généraux de nutrition. Nous en avons offert quelques exemples typiques au musée de l'École dentaire de Paris.

(1) Voir E. Lecaudey, A. Hugenschmidt, *Congrès de Nancy*, 1896.

On a constaté aussi la résorption des racines dans les différents procédés de greffe, réimplantation, transplantation, implantation, lorsque le périoste a été entamé.

On s'aperçoit de la résorption quand la dent est ébranlée et près de tomber.

Elle peut être encore provoquée par malformation congénitale du périoste, par traumatisme accidentel ayant modifié la calcification de la dent dans l'âge infantile.

Exostose. — L'exostose radiculaire est une affection souvent consécutive à la périostite chronique. Elle se produit sur les racines des dents.

L'exostose peut se montrer, simultanément avec la résorption, sur les dents à racines multiples, l'une atteinte de résorption, l'autre d'exostose; d'un côté, c'est la *cémentite raréfiante* qui prédomine, de l'autre, la *cémentite hypertrophiante*.

On les divise suivant leur forme en exostoses : 1° en sphère, 2° en nappe, 3° en masse.

L'exostose n'est ordinairement perceptible qu'au moment de l'extraction radiculaire, dont elle augmente les difficultés.

Elle peut donner lieu à des névralgies faciales.

L'exostose ne doit pas être confondue avec l'odontome (p. 113).

DEUXIÈME PARTIE

DENTISTERIE OPÉRATOIRE

La *dentisterie opératoire* (1) est à l'art dentaire ce que la médecine opératoire est à l'art médical.

Elle comprend les différentes opérations que le chirurgien dentiste est appelé à exécuter sur les dents, c'est-à-dire :

1° Le nettoyage antiseptique de la bouche et des dents.

2° Le traitement des caries dentaires, et de leurs complications.

3° La restauration partielle des dents cariées par les différents procédes d'obturation.

4° La restauration totale des dents par les couronnes artificielles.

5° Les limages, résections et extractions des dents.

6° La greffe dentaire (réimplantation, transplantation, implantation).

7° L'antisepsie de l'opérateur et du matériel opératoire.

CHAPITRE PREMIER

NETTOYAGE DE LA BOUCHE ET DES DENTS.

ARTICLE Ier. — PRÉLIMINAIRES.

§ 1er. — *Position du patient et de l'opérateur.*

Position du patient. — Le patient doit être assis

(1) Ce néologisme, qui nous vient d'Amérique et qui est employé à l'École dentaire de Paris depuis sa fondation, a été définitivement consacré par M. le professeur Brouardel, doyen de la Faculté de médecine de Paris, à la tribune du Sénat, lors de la discussion de la loi sur la médecine en 1892.

dans le fauteuil d'opération, la tête solidement appuyée dans la têtière.

La position du siège, du dossier, du fauteuil et de la têtière varient suivant la taille du patient et la partie de la bouche sur laquelle on doit opérer. La mobilité des différentes pièces qui composent le fauteuil d'opération du dentiste permet de placer le patient dans la position la plus favorable pour l'opération à exécuter.

D'une façon générale, le patient doit être placé de telle sorte que la partie de la bouche qui doit être opérée soit le mieux éclairée possible et que l'opérateur ne soit pas gêné dans ses mouvements.

Lorsqu'il s'agit de la mâchoire inférieure, le siège du fauteuil doit être aussi bas que possible ; le dossier vertical et la têtière portée en avant; le patient ayant la bouche ouverte touche avec son menton le nœud de sa cravate.

Si, au contraire, il s'agit de la mâchoire supérieure, le siège du fauteuil doit être élevé, le dossier renversé et la têtière portée en arrière.

Position de l'opérateur. — L'opérateur se place à droite du patient et un peu en avant, lorsque les opérations doivent porter sur les dents inférieures ou les faces triturantes des molaires supérieures; un peu en arrière, lorsqu'elles doivent porter sur les dents supérieures.

Le bras gauche de l'opérateur entoure la tête du patient, afin de la maintenir solidement fixée dans la têtière avec l'avant-bras et la paume de la main, pendant qu'il tient entre le pouce et l'index de la même main le miroir, qui lui sert à éclairer, par réflexion, la partie de la bouche qu'il opère de la main droite et à écarter en même temps la joue ou la langue.

Ces règles générales pour la position du patient et de l'opérateur s'appliquent à peu près à toutes les opérations de chirurgie dentaire. Nous signalerons dans les descriptions qui suivront les modifications qu'elles pourront comporter.

§ 2. — *Examen ou exploration de la bouche.*

Le patient étant bien placé dans le fauteuil d'opération, dont les diverses parties ont été vérifiées et solidement *serrées* et les différentes précautions antiseptiques étant prises au point de vue de l'opérateur et du matériel opératoire (1), le dentiste procède à l'examen de la bouche et à l'interrogatoire du malade dans les conditions indiquées (p. 5).

Il établit son diagnostic et note sur le schéma de la feuille d'observation (p. 22) les différentes altérations qu'il constate et qu'il devra traiter.

Article II. — Antisepsie de la cavité buccale.

La première opération qui s'impose, après l'examen de la bouche, est la mise en état d'asepsie de la cavité buccale.

Cette opération comprend :

1° Le lavage de la bouche ;

2° Le nettoyage des dents par l'ablation des dépôts de tartre et autres substances recouvrant les dents.

§ 1er. — *Lavage de la bouche.*

Cette petite opération constitue une précaution antiseptique obligatoire. Elle doit être maintenant considérée comme la manœuvre préliminaire de toute opération sur la bouche ou les dents.

(1) Voir *Antisepsie du matériel opératoire et de l'opérateur.*

M. le Dr Lancereaux (1) a formulé ainsi ce que nous énonçons plus haut : « *Toute opération dans la cavité buccale sera précédée d'un lavage de la bouche à l'aide d'une solution boriquée.* »

Les lavages consistent en rinçages répétés avec une solution d'un des divers antiseptiques recommandés pour la bouche : l'acide borique, le chloral, l'acide phénique ou thymique, etc.

Ces rinçages peuvent être faits par le patient lui-même.

Pourtant ils seront plus soigneusement pratiqués par l'opérateur avec une seringue ou une poire en caoutchouc à canule courbe remplie de solution antiseptique tiède. Le jet devra être assez fort et dirigé surtout entre les interstices dentaires et les cavités des dents cariées.

Cette première opération débarrasse les dents de tous les débris alimentaires et des divers dépôts qui les recouvrent. Elle modifie favorablement le milieu buccal.

Les substances qui résistent à ces lavages, telles que le tartre, certaines taches verdâtres ou noirâtres sur la couronne des dents et qui servent souvent d'indications pour compléter le diagnostic, ne peuvent être enlevées que par le *nettoyage*.

§ 2. — *Nettoyage des dents.*

Cette opération a pour but principal l'ablation du tartre qui se dépose sur les dents dans le voisinage de la gencive, principalement sur les faces linguales des incisives et des canines inférieures et sur les faces labiales des molaires supérieures.

(1) *Rapport sur les mesures de précautions à prendre par les dentistes pour éviter la transmission des affections contagieuses.* Conseil d'hygiène publique et de salubrité du département de la Seine M. le Dr Lancereaux, rapporteur. Paris, 1890.

Certains auteurs ont conseillé l'emploi d'agents chimiques, tels que les acides, pour faire dissoudre le tartre, mais leur action nuisible sur l'émail des dents les a fait abandonner.

On doit donc proscrire l'usage de tous acides végétaux ou minéraux, susceptibles d'attaquer les tissus dentaires.

On n'emploie plus, pour l'ablation du tartre, que les moyens mécaniques.

L'opération du nettoyage comprend trois périodes : 1° le grattage; 2° le polissage et 3° le brossage.

Grattage. — *Instruments.* — Les instruments qui servent à cette opération se composent de grattoirs, de tiges de bois ou de jonc, de poudre à polir, de brosses et de la seringue déjà employée pour les lavages buccaux.

Les collections de grattoirs pour le tartre sont très nombreuses et comprennent des instruments de formes très variées.

Le grattoir se compose d'un manche et d'une *pointe* ou *grattoir proprement dit.* Le manche est une tige cylindrique ou octogonale avec un renflement au voisinage de son union avec la pointe afin d'offrir une meilleure prise dans la main pendant l'opération. Cette partie de l'instrument est en bois ou en ébonite. Il est préférable qu'elle soit en métal, pour supporter les manipulations qui ont pour but de la rendre aseptique.

La pointe ou grattoir est en acier. C'est une lame triangulaire, en forme de fer de lance à pointe effilée, affectant des courbures différentes suivant les faces des dents auxquelles elles sont destinées.

Les formes le plus généralement employées sont :

1° Le grattoir droit, pour les faces labiales inférieures ou supérieures ;

2° Le grattoir courbé à angle droit large, pour les faces linguales des dents inférieures;

3° Le grattoir courbé à angle droit étroit, pour les interstices dentaires des dents inférieures;

4° Le grattoir à courbure ellipsoïde, avec pointe effilée, pour le côté droit inférieur, les faces linguales des molaires inférieures, les interstices dentaires et les ablations de tartre sous la gencive;

5° Le même instrument, pour le côté gauche inférieur (les courbures de la pointe sont dirigées naturellement de côté opposé dans ces deux derniers instruments) (fig. 2).

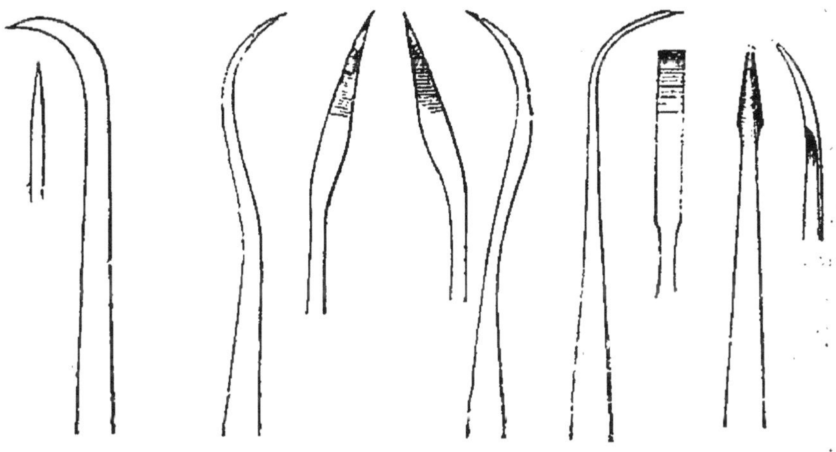

Fig. 2. — Grattoirs (Ash).

Mode d'opérer. — Il faut attaquer le tartre en faisant pénétrer la pointe du grattoir entre la gencive et le bloc tartrique, que l'on détache par un coup sec de bascule.

Il faut éviter, autant que possible, de gratter sur la dent au-dessous de son collet à cause de la sensibilité du périoste et aussi pour ne pas blesser les gencives.

Il est cependant nécessaire, dans certains cas, d'aller avec la pointe de l'instrument détacher des petits morceaux de tartre situés au delà du collet de la dent sous la gencive. Mais cela doit se faire avec infiniment de précautions.

Il faut exercer une pesée sur les morceaux de tartre afin de les détacher de la dent, autant que possible par gros blocs.

Le *grattage* se pratique d'abord sur la face labiale des dents inférieures, en commençant par les dents antérieures.

Pour cette opération, la paume de la main gauche est appliquée sous le menton et la lèvre est abaissée avec le pouce ou l'index. La main droite tient l'instrument entre le pouce, l'index et le médius et *s'assure d'un point d'appui* soit sur la main gauche, soit sur les dents pour éviter de blesser le patient et d'ébranler les dents si elles sont déchaussées.

C'est le grattoir droit n° 1 qui est le plus employé pour cette première face, complété par le grattoir n° 2 courbe, large pour les molaires.

Pour la face labiale des dents supérieures, la paume de la main gauche est appliquée de façon que l'*index* soulève la lèvre supérieure, pendant que le *pouce* est posé sur le bord incisif des dents antérieures.

Le grattoir droit et le grattoir courbe large suffisent pour cette opération.

Si pourtant il restait quelques débris de tartre fixés sur la racine, sous la gencive, on peut les atteindre avec les grattoirs ellipsoïdes à pointe effilée, n° 4 ou n° 5, suivant le côté.

Il s'agit maintenant d'opérer sur la face linguale. Le bras gauche entourant la tête du patient, afin de la maintenir fixe dans la têtière, on se sert du miroir tenu de la main gauche pour pouvoir explorer la face linguale des dents et l'éclairer.

Les faces linguales des dents antérieures sont

grattées d'abord avec le grattoir courbe à angle droit large n° 2.

Il ne faut pas négliger la face interne des molaires inférieures, pour laquelle les grattoirs à courbure ellipsoïde, nos 4 et 5, sont plus commodes.

Les faces interstitielles sont grattées en dernier lieu avec les grattoirs à pointes effilées, nos 3, 4 et 5.

A la suite de cette opération du grattage, les instruments doivent glisser facilement sur les surfaces nettoyées et les interstices des dents, et la langue du patient ne doit plus y rencontrer aucune rugosité.

Le grattage opéré, il faut faire rincer la bouche du patient avec un peu d'eau additionnée d'alcool phéniqué ou de tout autre dentifrice antiseptique. Il vaut mieux encore laver à la seringue avec un jet de liquide antiseptique ou d'eau oxygénée chaque interstice dentaire et même, en cas de décollement de la gencive, chaque cul-de-sac gingival.

Cette partie de l'opération doit être faite très soigneusement et répétée plusieurs fois pendant le nettoyage.

Il est bon également de passer un fil de soie floche ou de caoutchouc (Andrieux) entre les interstices dentaires pour les débarrasser de toutes les particules de tartre, qui, quoique détachées par le grattoir, n'ont pu être délogées par les lavages.

Polissage. — Cette seconde opération est très importante. Elle a pour but de débarrasser les dents des fines particules de tartre que le grattage n'a pu enlever et qui pourraient être le point de départ de nouvelles concrétions calcaires.

Instruments. — Le polissage se pratique à l'aide de tiges en bois d'oranger, de noyer, de hêtre ou de jonc, maniées à la main ou montées sur le tour dentaire.

Les tiges employées à la main sont taillées en siffilet à l'une de leurs extrémités et écrasées en forme de balai à l'autre extrémité.

Les tiges destinées à être montées sur le tour dentaire (fig. 3) sont en cône ou en pointe.

On se sert aussi quelquefois de petites capsules en caoutchouc qu'on charge de poudre et qui se moulent facilement sur les dents. On les monte sur le tour pour les animer d'un mouvement circulaire.

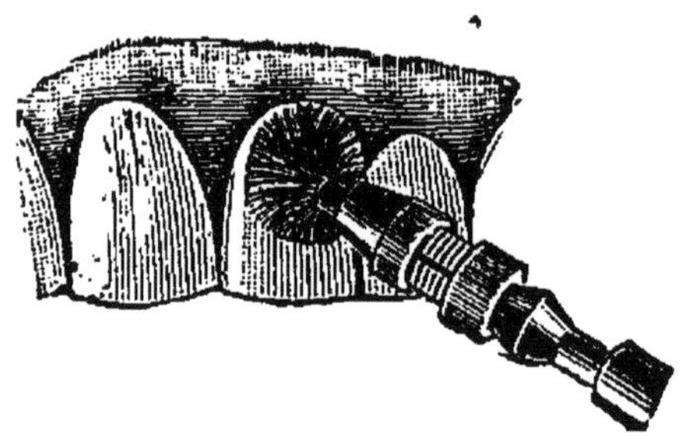

Fig. 3. — Brosses montées sur tour (Ash).

Mode d'opérer. — L'extrémité *écrasée* du bois, tout d'abord humectée de la solution antiseptique, est chargée d'un mélange par parties égales de ponce très fine (ponce à la soie) et de blanc d'Espagne en poudre, que l'on étend ainsi sur la face des dents à polir. On frotte ensuite les dents sur toutes les faces et en tous sens avec l'extrémité taillée en pointe; verticalement d'abord, puis horizontalement, ensuite au collet.

Brossage. — L'opération du polissage se complète par le brossage.

On emploie à cet effet des brosses montées sur le tour. Leur forme circulaire est tantôt aplatie sur ses deux faces, tantôt en entonnoir, tantôt en forme de pinceau (fig. 3).

On garnit les dents de poudre à polir et on les brosse chacune, pendant quelques instants, sur toutes leurs faces. Pour éviter les éclaboussures pendant l'opération, on peut humecter les brosses d'un peu de glycérine.

Procédé pour enlever les taches vertes ou noires. — Pour enlever les dépôts verdâtres de nature organique qui se forment sur la face labiale des dents antérieures, généralement sur les dents supérieures, et plus souvent chez les enfants de dix à quinze ans, le grattage est avantageusement remplacé par le frottage à l'aide d'un morceau de bois chargé d'un mélange de ponce et d'*iode* ou d'*eau oxygénée* (Heidé).

Le polissage et le brossage se pratiquent ensuite d'après le manuel opératoire ordinaire.

Dans certaines fièvres graves, la fièvre typhoïde par exemple, les dents se recouvrent de dépôts épais de mucosités qui provoquent la carie. On doit les enlever, à mesure qu'ils se forment, avec de petites baguettes de bois garnies d'ouate hydrophile humectée d'une solution alcaline de magnésie ou de bicarbonate de soude.

Après le nettoyage. — Une fois les dents bien nettoyées, de petites saignées locales (scarifications verticales à l'aide du bistouri) peuvent être pratiquées sur la gencive, partout où il y a congestion gingivale (Dethou, Brasseur).

La bouche doit être rincée avec une solution antiseptique (voy. p. 134) avant, pendant et après le nettoyage.

On se trouve bien, après le nettoyage, d'un badigeonnage des gencives, en cas de gingivite tartrique, avec la solution suivante :

Tenture d'iode................	ãã 5 grammes.
Alcoolature d'aconit.........	

Le nettoyage des dents constitue la partie la plus

importante du traitement des diverses gingivites et de la pyorrhée alvéolaire, celle qui doit être pratiquée au début de tout traitement des affections gingivales. Cette opération doit donc être exécutée très soigneusement.

Complications résultant du nettoyage. — Elles sont peu fréquentes et peu graves.

Voici néanmoins celles qui méritent quelque attention :

1° L'*ébranlement* ou même la *chute des dents* peut se produire, lorsqu'elles sont fortement déchaussées par suite d'un dépôt abondant de tartre.

On doit, pour éviter cette complication, maintenir les dents, lorsqu'elles sont chancelantes, avec les doigts de la main gauche pendant l'opération.

2° La *sensibilité* extrême du collet des dents qui étaient recouvertes de tartre.

Cette sensibilité disparaît généralement au bout de quelques jours.

3° Les *déchirures* légères des gencives qui se produisent souvent lorsque le tartre se trouve en dépôt au-dessous de la gencive, sur la racine de la dent.

On en facilite la guérison par des lavages antiseptiques répétés.

4° L'*infection* des gencives, par suite de l'emploi d'instruments insuffisamment nettoyés. Wetzel cite plusieurs cas d'infection.

Il est donc nécessaire de faire toujours un très rigoureux nettoyage des instruments avant de s'en servir. Aussi il est prudent de faire l'antisepsie de la série d'instruments de nettoyage sitôt l'opération terminée, surtout lorsqu'il s'agit de patients suspects, la pointe de ces instruments constituant par les gencives les meilleurs agents d'inoculation des affections contagieuses.

L'opérateur est souvent victime pendant l'opération du nettoyage d'un petit accident qui mérite d'être signalé et contre lequel il est bon qu'il se mette en garde. C'est l'envoi dans l'œil de l'opérateur de petits fragments de tartre, qui peuvent amener des complications, soit parce qu'ils sont durs, soit parce qu'ils contiennent des germes septiques.

CHAPITRE II

TRAITEMENT DE LA CARIE DENTAIRE.

ARTICLE 1er. — GÉNÉRALITÉS.

On a vu que le traitement de la carie dentaire comporte les principales indications suivantes :

A. Calmer la douleur ;

B. Combattre l'infection ;

C. Réparer les pertes de substances.

A. CALMER LA DOULEUR. — Nous avons vu (1) que la douleur était le plus souvent une des conséquences de la carie dentaire, depuis la légère sensibilité aux aliments chauds, froids ou sucrés (carie superficielle du 2e degré), jusqu'à la douleur violente, spontanée, pulsative, dite *rage de dents* de la pulpite (3e degré) ou les douleurs sourdes persistantes de la périostite (4e degré).

Nous avons donné toutes les indications relatives aux formules de médicaments et leur emploi pour le traitement de la douleur dans les différents degrés de la carie. Nous n'y reviendrons que sommairement et si le traitement comprend des manœuvres opératoires non encore décrites (2).

(1) Voy. Frey, *Pathologie de la bouche et des dents* (*Manuel du chirurgien dentiste*).

(2) Voir Roy, *Thérapeutique*. (*Manuel du chirurgien dentiste*).

B. Combattre l'infection. — On a vu que toute dent atteinte de carie est une dent infectée, depuis les premières taches de la carie du 1er degré jusqu'aux débris d'ivoire ramollis de la couronne ou de la racine de la dent cariée au 4e degré.

Combattre cette infection constitue l'indication la plus importante du traitement de la carie dentaire. Pour cela, le chirurgien dentiste emploie d'une part la série des divers médicaments antiseptiques, d'autre part, des procédés opératoires particuliers pour la *résection* des parties atteintes. Nous ne ferons que rappeler sommairement les premiers qui sont déjà cités (1).

Nous nous étendrons davantage sur les seconds qui font plus particulièrement l'objet de ce volume.

C. Réparer les pertes de substances. — Parmi les désordres que produit la carie dentaire, après la douleur, et l'infection de la dent, vient la perte de substance. La carie détruit graduellement les divers tissus qu'elle a attaqués, l'émail, la dentine, et produit dans la dent des excavations plus ou moins profondes, qui diminuent les surfaces de mastication des dents et les empêchent de remplir leur fonction physiologique.

Le rôle du chirurgien dentiste consiste à réparer ces pertes de substances par les différents procédés d'*obturation*, lorsqu'elles sont *partielles ;* par la pose de *couronnes artificielles*, lorsque la couronne de la dent a été détruite en totalité, la racine étant guérie et restant implantée assez solidement dans l'alvéole.

Ces dernières restaurations, lorsqu'elles sont compliquées, c'est-à-dire lorsqu'elles s'étendent à plusieurs dents, exigent des manœuvres préparatoires et des procédés qui sortent du cadre de la dentisterie opératoire

(1) Voir Roy, *Thérapeutique* (*Manuel du chirurgien dentiste*).

pour rentrer dans celui de la *prothèse dentaire* (1).

Lorsque la carie a atteint seulement l'émail (1er degré) et que les désordres se limitent à une simple tache brune ou blanchâtre sur la face médiane ou distale d'une dent, ou à une simple fissure noirâtre sur la face triturante, sans phénomène de douleur, la simple résection du tissu atteint par le limage et le polissage suffit dans le premier cas; et dans le second, la résection avec la fraisé de la partie infectée et la réfection immédiate par l'obturation arrêtent l'affection sans autre traitement.

Si la carie a atteint l'ivoire, aux désordres précédents il s'ajoute presque toujours un autre phénomène, la douleur produite par l'irritation résultant des influences extérieures sur les fibrilles dentinaires mises à nu dans la cavité cariée, irritation et douleur d'autant plus aiguës que la cavité est plus voisine de la pulpe dentaire.

Le traitement, outre la résection et la réfection des tissus désorganisés, doit combattre cette irritation et par suite cette douleur en débarrassant la dent des tissus désorganisés qui l'irritent et en employant des médicaments antiseptiques et calmants.

Si la carie, en détruisant émail et ivoire, a mis à nu la pulpe dentaire, il faut encore réséquer les tissus durs cariés et traiter l'irritation pulpaire par le *coiffage*, si l'organe peut être conservé, ou achever de le détruire, si la désorganisation par suppuration et gangrène est trop avancée.

Enfin si les désordres ont gagné par les canaux dentaires la partie radiculaire et le périoste, il faut toujours pratiquer la résection des parties dures cariées, faire le nettoyage et l'antisepsie de la cavité et des canaux radiculaires, décongestionner les vaisseaux

(1) Voy. Martinier, *Prothèse* (*Manuel du chirurgien dentiste*

du périoste par des révulsifs et employer des calmants pour la douleur.

Et, dans les deux cas, réparer les pertes de substances, soit par l'obturation des cavités, soit par la pose de couronnes artificielles et d'appareils prothétiques si la destruction est trop étendue.

Enfin à cette vue d'ensemble sur le traitement de la carie à ses différentes périodes, il nous faut ajouter quelques considérations générales.

En vue de prévenir tous les désordres sur les dents non encore atteintes ou de les empêcher de récidiver sur celles qui le sont déjà, il importe d'imposer aux patients la pratique journalière d'une hygiène buccale rationnelle.

Elle comporte quelques prescriptions au sujet de l'alimentation, mais surtout des soins journaliers qui constituent le meilleur traitement préventif de ces affections.

Une inspection, semestrielle ou au moins annuelle, de la bouche des enfants dès l'âge de quatre ans, faite par le chirurgien dentiste, et continuée chez les adultes, permet de reconnaître et de traiter de bonne heure, dès leur début, les dents frappées d'un point de carie.

Ajoutons enfin que les dents temporaires, comme les dents permanentes, nécessitent les mêmes soins lorsqu'elles sont saines, le même traitement lorsqu'elles sont cariées.

Article II. — Carie dentaire du 1er degré.

Deux classes :

1° Caries s'étendant en taches superficielles (fig. 4) ;

2° Caries s'étendant en profondeur (fig. 5).

Caries en taches superficielles (fig. 4). — Limage

ET POLISSAGE. — Ces caries seront traitées au moyen du *limage* et du *polissage* (voir p. 138).

Indications. — Les caries justiciables de ce traitement doivent se trouver sur une partie où le nettoyage peut se faire facilement, autrement elles ne tarderaient pas à se reproduire. Elles ne doivent pas dépasser en profondeur la couche d'émail et par conséquent doivent être insensibles pendant la résection.

Ce mode de traitement est le plus souvent em-

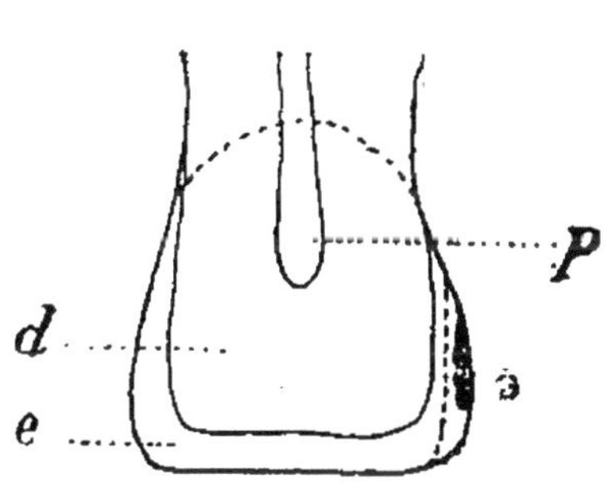

Fig. 4. — Carie dentaire du 1er degré, s'étendant en taches superficielles.

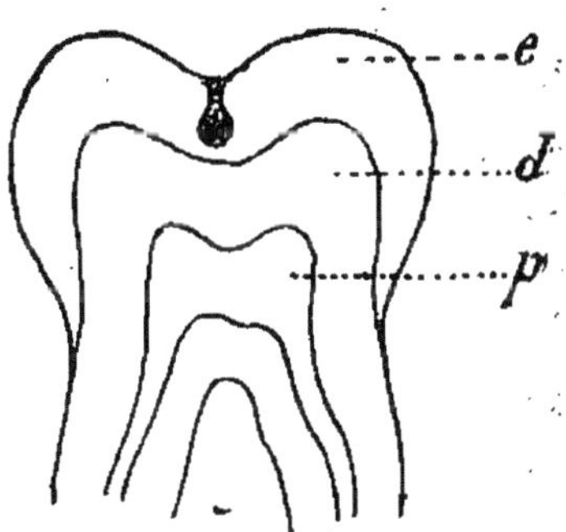

Fig. 5. — Carie dentaire du 1er degré, s'étendant en profondeur.

e, émail; *d*, dentine; *p*, pulpe.

ployé pour les faces contiguës des dents antérieures supérieures et des bicuspides.

Manuel opératoire. — Le limage doit créer entre les dents un espace cunéiforme dont le sommet est dirigé du côté labial et la base du côté lingual pour les dents antérieures. Pour les bicuspides, le sommet est dirigé du côté de la gencive et la base du côté de la face triturante (Tomes).

Nous ajouterons qu'afin d'empêcher les dents de se resserrer, ce qui ferait perdre tous les bénéfices du traitement, il est bon de laisser, autant que possible, un petit épaulement d'émail près de la gencive sur chaque dent ainsi limée; par conséquent la lime ne doit pas pénétrer jusqu'à la gencive.

Il est bon, avant d'adopter la résection comme mode de traitement d'une carie du 1er degré, de vérifier sa profondeur en excisant la partie cariée avec un excavateur (1) à la main ou une fraise montée sur le tour dentaire.

On ne procède au limage destiné à unir la surface qu'ensuite, si la partie cariée n'atteint pas la dentine, auquel cas on doit recourir à l'obturation.

Contre-indications. — La douleur pendant l'excision est une contre-indication à cette opération.

Tomes y ajoute également comme contre-indication la production d'une exsudation de mucus épais et visqueux, dont il signale la présence dans certaines bouches sur les gencives et au collet des dents.

Caries s'étendant en profondeur (fig. 5). — Obturation. — On a recours à l'*obturation*, sans emploi d'aucun autre traitement préalable que la résection des parties cariées.

Ce sont généralement les caries du 1er degré siégeant sur les faces triturantes des molaires, dans les fissures inter-tuberculaires, ou à la face postérieure des incisives qui sont justiciables de ce traitement, parce que la simple résection donnerait lieu à une cavité qui servirait de réceptacle aux débris alimentaires et de point de départ à une nouvelle carie.

D'une façon générale, les points de carie, se laissant entamer facilement, siégeant sur les dents à denture faible blanche ou bleuâtre, ou dans les anfractuosités des couronnes, doivent être obturés.

On trouve quelquefois sur les couronnes des dents

(1) A. Coleman, *Manuel de chirurgie et de pathologie dentaires.* Traduction du Dr Darin. Paris, 1885.

des parties noires ou jaunes que l'on désigne sous le nom de *carie sèche*. Ce sont d'anciennes caries, sur lesquelles le travail de résection et de polissage s'est fait seul par la mastication et la langue, pendant qu'intérieurement la carie se trouvait arrêtée par l'apport de dentine secondaire.

RÉSECTION. — *Manuel opératoire.* — La résection se fait à la main avec les ciseaux à émail et les limes plates, minces, dites limes à séparer, ou, à l'aide du tour dentaire, avec les fraises, les meules en corindon ou en carborundum.

Toute la partie atteinte doit être enlevée.

Le polissage se fait à la main avec des tiges de bois ou des rubans, portant de l'émeri, de la ponce pulvérisée et du blanc d'Espagne, ou à l'aide du tour dentaire avec de petits disques en papier de verre, puis des disques en caoutchouc portant de la ponce pulvérisée et du blanc d'Espagne.

Le polissage doit être parfait, la moindre trace de lime pouvant devenir le siège d'un nouvelle carie.

Après la résection, la surface doit être unie, sans inégalités ni traces de lime, et placée dans des contions telles que la langue et la brosse puissent continuer à la polir.

Ce mode de traitement était très employé par les anciens dentistes, qui ne craignaient pas de faire ainsi dans les dents des entailles longitudinales de près d'un millimètre de largeur.

Puis ils passaient sur la surface ainsi entamée un fer rouge laissant une tache éburnée noire.

L'effet était assez disgracieux, mais lorsque cette opération était faite avec soin, limage et cautérisation, les dents se conservaient sans récidive de caries. Nous en avons vu datant ainsi de plus de quarante ans.

Enfin il y a quelques années, deux auteurs américains, Arthur (1) et Bonwill (2), avaient indiqué la résection comme moyen de *prévenir* la production de la carie dans les dents trop serrées.

Actuellement les dentistes ont une certaine méfiance pour la résection, qui n'est plus employée que dans les cas absolument favorables.

Article III. — Carie dentaire du 2e degré.

Deux classes :

Première classe, Caries distantes de la pulpe (fig. 6).

Deuxième classe, Caries voisines de la pulpe (fig. 7).

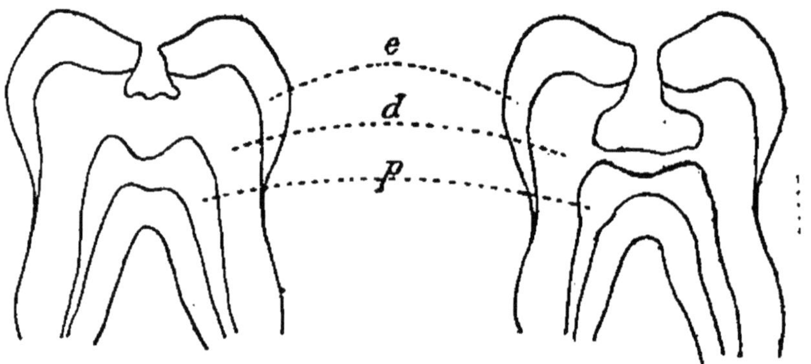

Fig. 6 et 7. — Carie dentaire du 2e degré :
Carie distante de la pulpe. Carie voisine de la pulpe.
e, émail ; *d*, dentine ; *p*, pulpe.

Caries distantes de la pulpe. — La douleur est souvent légère ou nulle. Aussi le plus généralement elle peut être négligée.

Excision. — La thérapeutique de cette classe se pratique au moyen de l'excision, qui consiste, après le

(1) R. Arthur, *Separation on preventive of decay* (*Transactions of the New York Odontological Society*, 1879).

(2) G. A. Bonwill, *The antrapation of carie by separations.* Communication à la Société Odontologique de New-York (*Gazette odontologique*, 1879).

lavage de la cavité, dans l'enlèvement des parties d'ivoire atteintes par la carie à l'aide de la rugine et de la fraise et l'obturation immédiate après avoir donné à la cavité une forme convenable pour la substance obturatrice à y insérer (1).

On peut, dans cette classe de caries du 2e degré, enlever assez hardiment à la fraise toute la partie de dentine atteinte, en ne laissant au fond et sur les parois de la cavité que du tissu absolument sain et de coloration normale.

Il faut cependant, comme dans la classe suivante, avoir toujours présent à l'esprit la conformation anatomique de la pulpe et se souvenir que, dans les molaires, les cornes de la pulpe s'étendent quelquefois assez loin dans la dentine et surtout tenir compte de l'âge du sujet.

Caries voisines de la pulpe. — Le traitement est semblable à celui de la première classe et sous la dépendance des mêmes indications. Cependant les divers désordres sont plus graves et nécessitent de plus grands soins pour les combattre.

La douleur est plus vive, en raison du voisinage de la pulpe.

La cavité est plus profonde, l'altération de la dentine plus étendue et par suite l'obturation plus importante.

Par conséquent il y a lieu d'employer, plus que dans le premier cas, les pansements préalables destinés à atténuer la sensibilité de l'ivoire.

Il faut réséquer plus de dentine et reconstituer une plus grande partie de la dent.

Enfin le voisinage de la pulpe exige de très grands soins dans l'*excision*, pour ne pas mettre involontairement cet organe à nu, et dans l'*obturation*,

(1) Voir p. 200.

pour le mettre à l'abri de toute compression et de toute influence thermique transmise par la masse obturatrice.

Excision. — L'excision doit se faire avec beaucoup de précaution.

Il ne faut se servir de la fraise pour la résection du tissu atteint que dans le pourtour de la cavité. Dans le fond, il faut employer la rugine en forme de cuiller et soulever les couches d'ivoire les unes après les autres, en suivant le bord intérieur de la cavité.

L'ablation de ces couches de l'ivoire atteint est souvent très douloureuse.

Traitement de l'hyperesthésie de l'ivoire. — Une des premières opérations qui s'imposent consiste à atténuer la sensibilité exagérée de l'ivoire. Les moyens employés pour diminuer la sensibilité de la dentine sont nombreux : ce sont des agents chimiques, des agents physiques ou des procédés mécaniques.

1° *Agents chimiques.* — Parmi les premiers, nous trouvons des médicaments anesthésiques, tels que le chloroforme, l'éther, la morphine, la cocaïne ; des astringents, comme le tannin (Magitot) ; des caustiques, comme la créosote, le chlorure de zinc, l'acide chromique, le nitrate d'argent, la résorcine, la potasse caustique (Robinson) ; des antiseptiques, tels que l'acide phénique, le thymol, l'essence de girofle, l'eugénol, l'alcool camphré, l'aconit, la teinture d'iode.

Tomes conseille le chlorure de zinc ou l'oxychlorure de zinc liquide (1) ; Coleman, l'aconit (2) ; Brasseur, le sulfo-carbol ; Magitot, l'acide arsénieux (3) ;

(1) Tomes, *Traité de clinique dentaire*, p. 289.

(2) Coleman, *Manuel de Clinique et de Pathologie dentaires*, p. 158.

(3) Magitot, *Dictionnaire des sciences médicales*, article Carie des dents, p. 573.

Dubois, l'acide sulfurique cocaïné de Herbst (*Obtundent*).

Ces divers pansements s'appliquent, soit d'une façon instantanée, soit à demeure pendant un ou plusieurs jours.

Ils consistent en une boulette d'ouate ou un disque de carton portant le médicament, recouvert par une deuxième boulette d'ouate imbibée de benjoin ou de vernis au copal dissous dans l'éther ou au mastic formant pansement occlusif.

La gutta-percha est préférable dans ce but.

Éviter l'action des pansements trop chauds ou trop froids sur la dentine sensible, par suite du retentissement de cette action thermique sur la pulpe déjà irritée.

Parmi les médicaments que nous venons d'énumérer, il en est plusieurs qui malgré leur action certaine sur la dentine, offrent de réels inconvénients. En première ligne, il faut citer l'acide arsénieux.

« Contrairement à ce que certains auteurs ont écrit (1), nous proscrivons totalement l'emploi de l'acide arsénieux dans la carie au 2e degré et toutes les fois que l'on n'aura pas pour but de dévitaliser la pulpe ; l'acide pénètre par les canalicules, d'où une décoloration des dents, une mortification lente de la pulpe avec abcès alvéolaires (2). »

Le chlorure de zinc provoque une douleur assez vive.

Le nitrate d'argent laisse une coloration noirâtre au fond de la cavité.

D'une façon générale, la plupart des caustiques doivent être laissés un temps assez court en con-

(1) Dolbeau, *Leçons sur la carie dentaire*, 1874.

(2) E. Brasseur, *Chirurgie des dents et de leurs annexes* (*Encyclopédie internationale de chirurgie*, Paris, 1886, t. V, p. 600).

tact avec la dentine, par suite du retentissement de leur action sur la pulpe.

2° *Agents physiques.* — Comme moyen physique, l'air chaud est un des meilleurs procédés d'insensibilisation de la dentine. Une cavité bien sèche est presque insensible.

Différents instruments permettent d'obtenir la déshydratation des cavités. Ce sont les appareils à air chaud de Poinsot ou de Paulme avec le thermocautère, l'appareil de Barbe, de Telschow avec le galvano-cautère, l'appareil de Brasseur avec la combustion du gaz ou mieux la simple poire à chaud chauffée à la lampe ou au gaz.

On a préconisé également l'emploi de cautères simples (Magitot), de cautères électriques (Godon), le flambage des cavités (Whiting).

On obtient aussi la déshydratation des cavités avec un fort jet d'air froid comprimé.

On a proposé également un courant de protoxyde d'azote qui à l'action de dessiccation joignait une action anesthésique (Lennox).

Enfin on a conseillé en dehors des simples absorbants, l'emploi de déshydratants chimiques, tels que l'alcool absolu, le chlorure de calcium, le sulfate de chaux.

Il est à remarquer pourtant que, d'après le Dr Black, la déshydratation excessive de la dentine est une cause d'affaiblissement des cavités dentaires.

Enfin une des dernières applications de l'électricité, la *cataphorèse*, produit en quelques minutes l'insensibilité des cavités les plus douloureuses.

La *cataphorèse* est « l'introduction par l'électricité de médicaments qui pénètrent dans l'économie à travers la peau et les membranes muqueuses (1) ».

(1) Dr Frederik Paterson, *Progrès dentaire*, 1896.

Le Dr Foveau de Courmelles, en 1893, a fait des applications sur la gencive de cette propriété de l'électricité pour l'absorption de sels de cocaïne.

M. Foulon a appliqué cette propriété, pour obtenir l'anesthésie locale pour l'extraction des dents (1).

M. Morton a utilisé la cataphorèse pour le blanchiment des dents.

Enfin M. H. W. Gillett, de New-Port (États-Unis), a communiqué quelques expériences sur la cataphorèse pour l'insensibilisation de la dentine, qui semblent la faire entrer définitivement dans la pratique (2). Ces expériences ont du reste été reprises et confirmées en Europe.

Ce procédé s'emploie ainsi :

« L'électrode positive à pointe de platine est appliquée sur du coton, imbibé de la solution cocaïnique (20 ou 30 p. 100) et placé dans la cavité de la dent.

« Le pôle négatif, garni d'une éponge humide, est appliqué en n'importe quelle partie du corps, la main, le cou ou la face. Mais il est bon que le courant ait le plus court chemin à parcourir à travers l'organisme.

« Le temps d'application est de six à huit minutes. On réussit par de longues applications, dit l'auteur, à engourdir la dent de façon qu'on pourrait, si on le voulait, la découper en fragments sans douleur (3). »

3° *Procédés mécaniques.* — Parmi les moyens mécaniques, la rotation rapide de fraises bien tranchantes servant à l'excision, l'emploi d'excavateurs bien affilés et bien en main, sont encore de bons procédés pour rendre cette opération plus supportable.

(1) Foulon, *Revue internationale d'odontologie*, 1893.

(2) Voir *Comptes rendus des Congrès de Bâle et de Nancy* (*Odontologie*, 1895).

(3) Voir *Progrès dentaire*, 1896.

Il est à noter que l'excision de la dentine provoque souvent aussi des douleurs intolérables lorsqu'elle est faite dans un sens, de droite à gauche par exemple, alors que de gauche à droite, elle est parfaitement supportable (Coleman).

Dans le traitement de l'hyperesthésie de la dentine, on se propose une action différente suivant les divers procédés employés.

Ainsi, en employant des médicaments astringents ou caustiques, M. Magitot a pour but : « de provoquer de la part de la pulpe centrale surexcitée une hyperproduction dentinaire, qui amène l'oblitération des canalicules et par suite l'insensibilité de l'ivoire (1) » ;

Les agents anesthésiques doivent amener l'insensibilisation temporaire des fibrilles dentinaires ;

Par le dessèchement de la cavité à l'aide de l'air chaud ou de l'air froid comprimé, on rend les fibrilles inaptes à transmettre à l'organe centrale les impressions extérieures ;

Par la cautérisation au cautère, on espère « déterminer une carbonisation partielle de l'ivoire, des canalicules et de leur paroi et une espèce d'eschare qui intercepte les sensations extérieures » (Magitot).

On attend une action analogue des divers caustiques ;

Enfin l'obturation provisoire, lorsqu'il s'y associe l'action antiseptique et anesthésique de médicaments placés comme pansements au fond de la cavité, soustrait la dentine aux causes qui avaient provoqué son irritation et la ramène graduellement à la sensibilité ou, suivant Franck Abbott, de New-York, à l'insensibilité normale (2).

Lorsque la sensibilité de la dentine a disparu,

(1) Magitot, *Dict. des sc. méd.*, article Carie des dents, p 573.
(2) Franck Abbott, *Progrès dentaire*, 1896, p. 104

on peut achever d'enlever les dernières couches d'ivoire carié.

Quelques auteurs prétendent qu'il vaut mieux laisser au fond de la cavité ces dernières couches d'ivoire jaune et ramolli, plutôt que de risquer de mettre la pulpe à nu. Dans ce cas, ils placent au fond de la cavité une solution antiseptique sur des disques d'amiante par exemple (Michaels) ou, après avoir bien séché le fond de la cavité, font absorber par la dentine une solution antiseptique afin de détruire tous les germes septiques et la stériliser.

D'autres au contraire préfèrent que les dernières couches d'ivoire infecté soient enlevées quitte à mettre la pulpe à nu, transformant ainsi une carie du 2e degré en carie du 3e degré. On peut ainsi, disent-ils, juger de l'état d'irritation de la pulpe et la traiter en conséquence, suivant les cas, par le *coiffage* ou la *dévitalisation*.

Obturation provisoire ou temporaire. — « L'obturation provisoire, avec ou sans médicaments, est le moyen thérapeutique le plus parfait dans la carie du 2e degré » (Dubois). Elle possède une action curative très prononcée contre l'hyperesthésie de la dentine.

La matière employée est la gutta-percha très chargée en oxyde de zinc (pâte de Hill), lorsque cette obturation est faite pour peu de temps.

Lorsque l'on a quelque motif pour que cette obturation temporaire dure quelques mois, il vaut mieux employer l'oxychlorure de zinc, dont l'action sur la dentine est très efficace (Coleman, Tomes).

Résumé. — Dans tous les cas et pour nous résumer, le traitement de la carie du 2e degré, première ou deuxième classe, comporte :

1° Lavage antiseptique de la cavité.

2° Excision des parties de dentine infectées par la carie.

3° Traitement de l'hyperesthésie de la dentine, s'il y a lieu (2e classe).

4° Préparation de la cavité pour l'obturation.

5° Obturation.

ARTICLE IV. — CARIE DENTAIRE DU 3e DEGRÉ.

Le traitement de la carie du 3e degré comprend le traitement des trois premières classes des maladies de la pulpe.

CLASSIFICATION DES MALADIES DE LA PULPE. — 1° Caries avec inflammation subaiguë de la pulpe.

2° Caries avec inflammation aiguë de la pulpe.

3° Caries avec inflammation pulpaire chronique : avec atrophie (dégénérescence calcique, dégénérescence graisseuse), avec hypertrophie (tumeur de la pulpe).

Carie avec inflammation subaiguë de la pulpe. — Les maladies de la première classe se traitent par la conservation de l'organe pulpaire. Le traitement conservateur a pour but de provoquer ou de faciliter la production de dentine secondaire, destinée à oblitérer le pertuis généralement étroit, qui fait communiquer la cavité de la pulpe dénudée avec la cavité de la carie, afin de permettre le retour à l'état normal de l'organe enflammé.

Pour obtenir ce résultat, quelques auteurs (Magitot) ont proposé l'emploi répété de simples pansements calmants suivis de quelques applications astringentes (tannin, alun calciné, acide phénique) (1).

(1) Magitot, *Dictionnaire encyclopédique*, article CARIE DES DENTS, p. 570.

Mais l'opération maintenant la plus usitée est le *coiffage* de la pulpe.

Conservation de la pulpe. — Coiffage. — Avant de la pratiquer, il faut préparer la cavité dentaire, comme cela a été indiqué pour la carie du 2e degré (fig. 8).

Tout d'abord, laver la cavité à l'eau tiède antiseptique et en faire un nettoyage sommaire, pour enlever les matières étrangères.

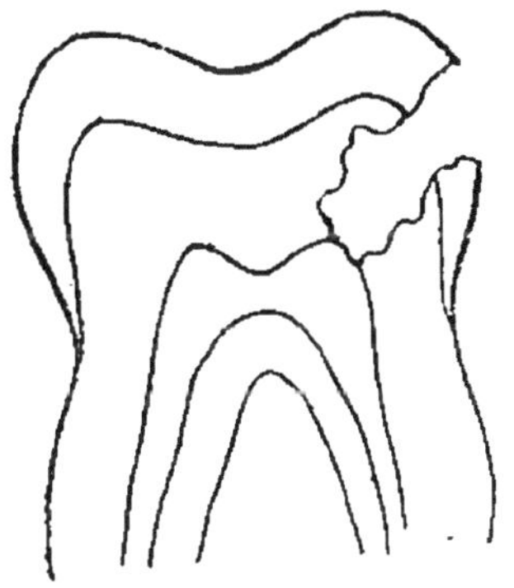

Fig. 8. — Carie dentaire, avec pulpe dénudée.

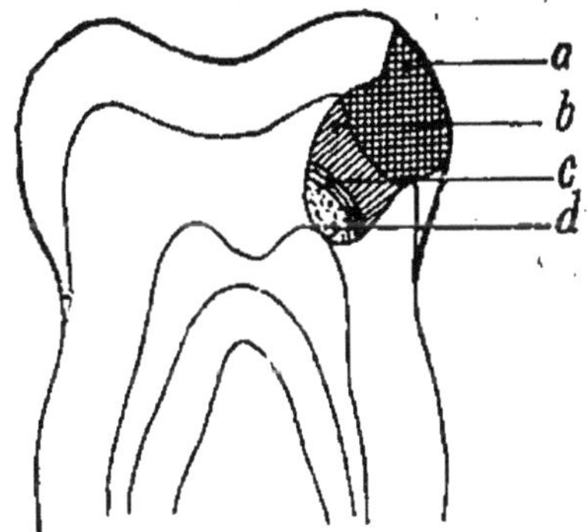

Fig. 9. — Carie dentaire : *a*, or ou amalgame ; *b*, ciment ou gutta ; *c*, capsule en platine ; *d*, pâte de coiffage.

Mais, avant de faire l'excision de l'ivoire ramolli, il faut appliquer la *digue* (Voir p. 203).

Puis les diverses couches de l'ivoire infecté doivent être enlevées par couches, à l'aide des rugines à cuiller. Il faut éviter de blesser inutilement la pulpe; on arrête la petite hémorrhagie pulpaire qui se produit, en étanchant le sang et en lavant à l'eau tiède alcoolisée. On peut toucher la pulpe avec une solution de tannin ou d'acide phénique.

Coleman conseille également de la toucher une demi-minute avec l'acide nitrique concentré, ou le cautère actuel à blanc, après quoi l'on peut, dit-il, aurifier la cavité en commençant par un cylindre volumineux et compact, procédé qu'il attribue à Bogne. Cependant l'application d'une coiffe intermédiaire est préférable.

Le coiffage peut être fait en employant, soit des pâtes seules, soit des pâtes recouvertes de capsules métalliques.

1° *Coiffes en pâte.* — Les substances les plus employées sont les mélanges d'iodoforme et d'oxyde de zinc ; d'essence de girofle et d'oxyde de zinc ; une solution éthérée de copal ; les pâtes de Witzel, de Weston ; la pulpine de Rosenthal (de Liège) ; la pâte de Lehr, ainsi composée :

Collodion pharmaceutique.....	30 grammes.
Créosote de hêtre..............	V gouttes.
Huile de ricin.................	2 à 3 gr.
Mêler puis ajouter :	
Iodoforme......................	Q. S.

La cavité étant préparée, on la dessèche à l'air modérément chaud, puis on applique sur la pulpe, à l'aide d'un tampon d'ouate, qui doit être retiré, ou d'un morceau de carton mince, la pâte adoptée, en évitant toute compression qui provoquerait des douleurs et ferait échouer l'opération. On y ajoute ensuite un mélange un peu liquide d'oxychlorure de zinc ou d'oxyphosphate de zinc, que l'on laisse durcir. La cavité peut alors être obturée définitivement.

2° *Coiffes métalliques.* — On emploie à cet effet des capsules concaves, en platine ou en aluminium, de forme ronde pour les molaires et de forme ovale pour les bicuspides, la face concave regardant la pulpe (fig. 9).

La capsule, remplie de pâte, mais pas en excès, puis placée dans la cavité, est appliquée sur la pulpe sans pression. Pour cela, il est bon de garnir la face convexe de la capsule d'un peu de cire vierge, qui permet de fixer la capsule à la pointe d'un instrument chauffé et de la mettre ainsi plus facilement en place. Si la cavité est profonde, il importe de recouvrir ensuite la capsule d'une mince couche de gutta-percha isolante. Puis on applique, comme il est dit ci-dessus, le ciment clair à l'oxyphosphate de zinc ou à l'oxychlorure de zinc, en évitant de déranger la capsule.

Il faut prendre garde à ce que la dent antagoniste n'exerce pas de pression sur l'obturation qui vient d'être faite.

Ces diverses manipulations sont extrêmement minutieuses et la moindre faute peut faire échouer l'opération.

On se trouve bien, après le coiffage et pendant les jours suivants, de badigeonnages répétés avec un mélange d'iode et d'aconit sur la gencive.

Ce coiffage, soit avec la pâte seule, soit complété par la capsule, peut être immédiat ou différé d'un jour ou deux, *temporaire* ou *définitif*.

Lorsque l'on a quelques motifs de craindre l'insuccès de l'opération, soit parce que l'on a trouvé la pulpe un peu trop enflammée, ou excrétant un liquide sanieux et de mauvaise odeur, soit que l'on ait des doutes sur l'état suffisant de santé du patient pour cette œuvre de réparation, et que l'on veuille tenter l'opération quand même, il est préférable de faire le coiffage temporairement, pour un temps variant de quelques jours à un ou deux mois.

Dans ce cas, on se borne à recouvrir la coiffe d'une couche d'oxychlorure ou d'oxyphosphate de zinc peu épaisse, complétée, lorsqu'elle est durcie, par de la gutta-percha, afin de pouvoir rouvrir facilement la cavité et vérifier l'état de la pulpe.

Suivant les cas, on renouvelle le coiffage, à titre définitif cette fois, ou l'on dévitalise la pulpe.

Comme on le voit, le coiffage est une opération qui exige une grande légèreté de main, beaucoup de soins, d'attention et d'adresse, pour être réussie.

Elle n'est indiquée, avec chance de succès, que dans les cas de pulpite subaiguë, ou lorsque la pulpe a été mise à nu accidentellement ou volontairement, comme traitement d'une carie du 2e degré avancée. Il ne faut pas qu'il y ait encore eu, la nuit, la douleur spontanée, violente, dite *rage de dents*, caractéristique de la pulpite aiguë ou que l'inflammation se soit propagée au périoste alvéolo-dentaire, ce que l'on vérifie par la percussion.

Amputation de la pulpe. — Quelques opérateurs conseillent le coiffage, même en présence de pulpes déjà partiellement ulcérées (pulpite aiguë) et même dans l'hypertrophie de la pulpe (pulpite chronique) (Coleman).

Dans ce cas, et après la préparation de la cavité, application de la digue, etc., comme il est indiqué ci-dessus, ils amputent la partie ulcérée ou hypertrophiée de la pulpe avec une lancette effilée (Brasseur), arrêtent l'hémorrhagie et font le coiffage. Ceci est l'amputation partielle de la pulpe. Dans les molaires, cette amputation a même été étendue à la moitié de la pulpe, l'autre moitié restant en rapport avec les rameaux radiculaires.

Un auteur allemand, Witzel, conseille également l'amputation totale de la pulpe jusqu'à l'entrée des canaux radiculaires. Le coiffage se pratique alors sur les rameaux radiculaires à l'orifice pulpo-radiculaire.

Quoique cette opération ait donné un certain nombre de succès, elle n'en reste pas moins extrêmement téméraire et susceptible, dans le cas où l'ulcération continuerait sur les parties restantes de la pulpe, de donner par suite de leur mortification des accidents fâcheux (périostite, abcès alvéolaire).

Aussi est-il nécessaire, avant de la tenter, de s'assurer de l'excellent état de santé du sujet et de ne la pratiquer, comme le coiffage du reste, qu'en s'entourant des précautions antiseptiques les plus minutieuses.

Il est bon, dans ce cas, de s'en tenir au coiffage temporaire, afin de pouvoir vérifier au bout de quelque temps, ou, dès les premiers symptômes inquiétants, l'état des parties pulpaires restées en place.

Cette opération est l'intermédiaire entre le coiffage proprement dit et la dévitalisation pulpaire. C'est une dévitalisation et un coiffage partiels.

Witzel résume ainsi les principales règles du coiffage de la pulpe :

1° Éviter le contact de la pulpe avec les tissus altérés.

2° Veiller à ce que le coiffage n'ait pas d'action caustique.

3° La couche protectrice ne doit exercer aucune pression.

Caries avec inflammation aiguë de la pulpe. — Dans la 2e classe, sauf certaines exceptions, le traitement conservateur ne peut être employé. On a alors recours à la destruction de la pulpe. Nous laissons de côté le traitement de l'odontalgie, qui accompagne la pulpite aiguë (1).

Destruction de la pulpe. — La destruction de la pulpe comporte deux phases :

1° La dévitalisation ; 2° l'extirpation.

1° *Dévitalisation.* — Elle peut être *immédiate* ou *médiate*.

a. *Dévitalisation immédiate.* — Lorsque la pulpe est

(1) Voir Roy, *Thérapeutique de la bouche et des dents* (*Manuel du chirurgien dentiste*).

mise à nu, à la suite d'une fracture ou après la résection à la pince coupante ou au davier de la couronne, ou lorsque la pulpe est d'accès facile, comme dans les caries de la face médiane des molaires inférieures, il est possible de faire la dévitalisation immédiate de la pulpe.

Elle peut se faire, soit par l'introduction dans la cavité pulpaire, de la pointe chauffée à blanc, du thermo-cautère ou du galvano-cautère, soit, après l'anesthésie de la pulpe avec une solution de cocaïne par la cataphorèse ou l'application de cristaux d'acide phénique (Poinsot), soit par l'introduction d'un tire-nerfs, suivie d'un rapide mouvement de torsion. Ce petit instrument est ensuite ramené au dehors chargé de la pulpe et de ses débris radiculaires. Les mêmes manœuvres doivent être répétées jusqu'à ce que tous les débris de pulpe soient retirés. Dans ce cas, on doit mettre la digue.

Ce mode de dévitalisation est assez douloureux sauf lorsque la pulpe a été anesthésiée. Aussi on emploie plus communément les procédés de dévitalisation médiate.

b. *Dévitalisation médiate.* — α. *Escharotiques employés.* — Divers escharotiques ont été préconisés pour la destruction de la pulpe : le chlorure de zinc, le chlorure d'antimoine, le nitrate d'argent, la potasse caustique, les acides nitrique, chlorhydrique, enfin l'acide arsénieux opaque ou procelainé.

C'est ce dernier agent qui est maintenant le plus généralement employé et qui est devenu, comme dit Brasseur, le *caustique dentaire* par excellence.

D'après Gubler, « l'arsenic agit en arrêtant les actes vitaux dans les tissus avec lesquels il est en contact. Appliqué sur les tissus vivants, il produit des effets locaux, dont le dernier terme est l'escharification, suivie d'inflammation éliminatrice, les premiers degrés se caractérisant par de l'irritation avec douleur, chaleur et fluxion sanguine.

« En définitive, l'eschare produite par l'arsenic est une momification plus voisine de l'état asphyxique de la substance cérébrale, au début du ramollissement par oblitération artérielle, qu'elle ne l'est de la masse informe et anhiste laissée par la potasse ou par un caustique chimique d'une égale violence (1). » Brasseur signale la possibilité d'obtenir par l'acide arsénieux la momification de la pulpe et indique, avec Coleman, son action anti-putride dans le traitement de la carie dentaire. Si dans une cavité dentaire, répandant une odeur infecte, on place de l'acide arsénieux, l'odeur disparait avec les phénomènes de putridité (Brasseur).

Par suite de l'eschare produite par l'action de l'acide arsénieux et de l'oblitération artérielle, il se produit à l'apex de la racine une congestion des canaux de la membrane alvéolo-dentaire, qui risque de dégénérer rapidement en périostite, lorsque le pansement arsenical reste trop longtemps en place ou est trop répété.

Enfin « l'arsenic provoque une douleur d'autant plus vive que la pulpe est plus récemment enflammée » (Dubois).

Ces diverses considérations sont nécessaires pour comprendre l'action de l'acide arsénieux et justifier son emploi.

D'après quelques auteurs, il est nécessaire, avant de faire l'application de l'acide arsénieux, de calmer l'irritation de la pulpe par des pansements calmants, répétés deux ou trois fois toutes les vingt-quatre heures, l'acide phénique par exemple.

Cette pratique n'est pas nécessaire et est avanta-

(1) Gubler, *Commentaires thérapeutiques du Codex*, 4e édit.,

geusement remplacée par une légère saignée de la pulpe, que l'on provoque facilement en préparant la cavité. Il suffit, le plus souvent, de soulever un des débris d'ivoire ramolli, voisin du pertuis, pour l'obtenir. Cette saignée a pour but de décongestionner la pulpe et par suite de diminuer la compression douloureuse, qui se produirait contre les parois de la cavité pulpaire après l'application du caustique.

Dans le même but, il faut découvrir autant que possible la pulpe, élargir le pertuis de communication à travers lequel, souvent, il se produit une hernie pulpaire très douloureuse.

Enfin le pansement doit être appliqué sur la pulpe sans la comprimer. On a souvent mélangé l'acide arsénieux avec un liquide, la créosote par exemple, pour en faciliter l'application. Cela peut avoir l'inconvénient de permettre au pansement de fuser en dehors de la cavité et de causer sur les muqueuses et les alvéoles voisins des désordres souvent très étendus et quelquefois assez graves. Pourtant on peut, avec des précautions, éviter cet accident, soit en mettant la digue, soit en entourant la dent d'un linge protecteur. Dans les caries interstitielles, où l'accident est le plus fréquent, il est bon, si l'on n'a pas placé la digue, de mettre préalablement entre les deux dents un cordelet d'ouate que l'on retire après le pansement. On a ajouté à la créosote, pour diminuer la douleur, le chlorhydrate ou l'acétate de morphine, mais sans succès (1).

Nous avons obtenu de meilleurs résultats avec les sels de cocaïne, à saturation dans la créosote.

M. Viau a recommandé, dans le même but, le phénate de cocaïne (2).

(1) Voir Combes, *De l'acide arsénieux dans ses applications à la thérapeutique de la carie dentaire.* Thèse de Paris, 1879.

(2) Viau, *Formulaire.*

P. Dubois a cherché à combattre la douleur résultant de l'application de l'acide arsénieux par l'adjonction d'un constricteur vasculaire. Après quelques essais avec l'atropine, qu'il a rejetée pour le danger de son emploi, il s'est arrêté à l'ésérine, dont il a obtenu, dit-il, les meilleurs effets.

Il a également indiqué l'acide arsénique comme supérieur à l'acide arsénieux, parce qu'il est plus soluble.

Quelques auteurs (Magitot, Brasseur) préfèrent les préparations sèches d'acide arsénieux aux préparations liquides, pour les motifs indiqués plus haut.

Les principales formules qui ont été préconisées sont celles de Magitot, de Kuhn, de Kink, de Fanton, de Thomas, de Dubrac, etc.

β. *Mode d'application.* — Dans tous les cas, quelle que soit la formule employée, le mode d'application ne diffère pas.

Il faut porter sur un carton, sur un carré de papier d'amiante ou sur une petite boulette d'ouate, 3 à 4 milligr. d'acide arsénieux, c'est-à-dire environ la grosseur d'une tête d'épingle, et le déposer sur la partie dénudée de la pulpe, puis, pour recouvrir ce pansement et le maintenir en contact, boucher la cavité avec un pansement protecteur de cire ou de gutta-percha.

Lorsqu'on emploie l'acide arsénieux à l'état de poudre, Magitot conseille, pour faciliter le dosage approximatif, une petite manœuvre, dite le procédé du *bouchon*, qui peut servir pour plusieurs des médicaments qui doivent s'employer à si petite dose. Il consiste à retourner le flacon et à promener sur la surface inférieure du bouchon ainsi recouverte d'une couche uniforme de poudre fine, la boulette ou la mèche de coton qui doit porter le médicament.

Avec l'acide arsénieux seul, la douleur peut durer

d'une demi-heure à quatre ou cinq heures suivant l'état d'inflammation de la pulpe et la formule employée.

Il faut laisser le caustique ainsi en contact pendant dix, douze ou vingt-quatre heures. Le pansement à l'ésérine peut rester deux jours. Il y a inconvénient à le laisser plus longtemps par suite de la congestion des vaisseaux du périoste alvéolo-dentaire.

Lorsqu'on enlève ce pansement, on vérifie si la pulpe est suffisamment insensible.

Un pansement suffit le plus souvent. Pourtant, chez des personnes extrêmement nerveuses, on pourra être amené à le renouveler une deuxième fois, mais il y aurait inconvénient à le faire davantage.

Il faut, pour faire absorber le second pansement, ouvrir plus largement la cavité pulpaire et soulever l'eschare produite.

Il ne reste plus ensuite qu'à procéder à l'*extirpation* de la pulpe.

2° *Extirpation.* — Lorsque la pulpe est complètement dévitalisée, il faut procéder à l'extirpation. Pour mener à bonne fin l'opération, la chambre pulpaire doit être convenablement préparée.

a. *Préparation de la chambre pulpaire.* — Sitôt le pansement destructeur retiré, il faut ouvrir largement la cavité pulpaire à la fraise et y faire des irrigations répétées.

Pour les molaires, la dent doit être ouverte, suivant une ligne oblique partant de la partie médiane et triturante de la dent et dirigée vers la partie distale et pulpaire. La sonde exploratrice doit pénétrer directement sans courbure, par cette ouverture, dans le canal palatin des molaires supérieures et dans le canal postérieur des molaires inférieures.

La fraise agit non seulement en poussant du dehors en dedans pour détruire certaines aspérites, mais aussi en tirant de la cavité pulpaire vers l'extérieur (Chauvin). Lorsque le siège de la carie (face distale de molaires, partie cervicale des dents antérieures), ne permet pas cette préparation sans amener une trop grande perte de substance de la dent, il faut négliger cette cavité et créer avec le

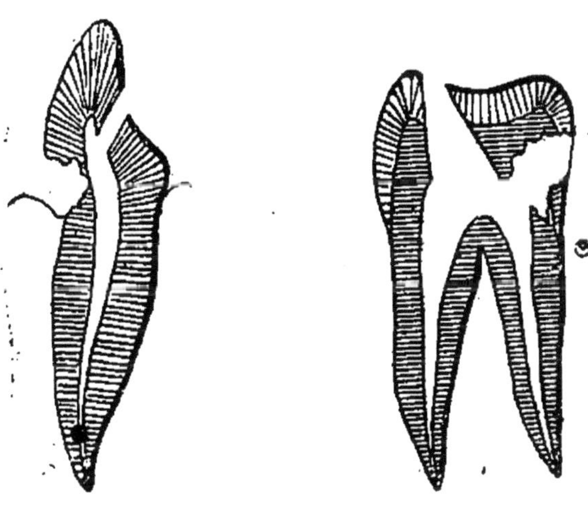

Fig. 10 et 11. — Dents trépanées pour faciliter l'accès des canaux.

foret une ouverture artificielle sur la face triturante de la dent, près de la partie médiane. Le traitement de la dent peut se continuer par cette nouvelle ouverture, l'autre cavité étant obturée (fig. 10 et 11).

Une bonne préparation de la cavité pulpaire doit permettre aux instruments d'y pénétrer sans rencontrer d'obstacles et sans courbures exagérées. Il faut prendre garde de ne pas créer avec le foret ou la fraise un faux canal et avoir présents à l'esprit l'anatomie de la dent, le nombre des racines, des canaux et leur situation, surtout dans les molaires inférieures (1).

(1) Voir Chauvin et Papot, *Odontologie*, 1886.

Pendant cette première partie de l'opération, toute la partie centrale de la pulpe a été enlevée par la fraise et les irrigations. Il ne reste plus à extirper que les rameaux vasculo-nerveux qui sont dans les racines. Généralement ils sont encore très sensibles.

b. *Extirpation proprement dite.* — Nous avons vu que quelques auteurs conseillent de conserver les rameaux vasculo-nerveux et d'en faire le coiffage (1).

D'autres, partisans de l'extirpation, préfèrent remettre cette opération à quelques jours, alors qu'un ou plusieurs pansements auront détruit cette sensibilité. Dans ce cas, on emploie des médicaments caustiques et antiseptiques, tels que la créosote, l'acide phénique, le sulfo-carbol (Brasseur), etc.

On se guidera sur l'état de nervosité du patient, et sur la sensibilité des rameaux nerveux à extraire pour faire l'extirpation immédiate ou la remettre à une séance ultérieure après les pansements caustiques nécessaires.

Les plus grandes précautions antiseptiques doivent être prises pendant toute l'opération de l'extirpation de la pulpe. La plupart des complications qui se produisent dans le traitement de la carie du 3e degré, et notamment les périostites alvéolo-dentaires, viennent de l'infection portée au fond des canaux par les fraises ou les sondes non stérilisées ou même les liquides buccaux, alors que l'extirpation vient de créer une plaie et d'ouvrir ainsi une porte à l'entrée de cette infection dans l'économie.

α. *Instruments.* — Pour l'*extirpation* de la pulpe, on se sert de *tire-nerfs*, de *sondes de Donaldson* ou plus simplement d'équarissoirs d'horloger, convenablement détrempés et stérilisés.

(1) Voir p. 162.

β. *Mode d'application.* — On garnit l'équarissoir d'ouate, que l'on enroule fermement autour de la broche, on le trempe dans un mélange antiseptique et anesthésique et on l'insinue le long de la paroi radiculaire. On fait subir à l'instrument une légère rotation et on extrait ainsi les parties de la pulpe déjà mortifiées.

On n'a pas besoin d'ouate avec le tire-nerfs, car il est barbelé, mais on peut craindre la rupture d'une partie de l'instrument dans la racine.

Les conséquences en sont fâcheuses et les tentatives d'extraction peuvent occasionner des inflammations du périoste.

Néanmoins, en cas d'accident, on peut retirer les débris restés dans la pulpe avec une pince spéciale s'il est cassé à l'orifice du canal.

Avec les sondes garnies de coton, cet accident est moins à craindre, la mèche de coton ramène généralement le fragment.

On obtient rarement et dès la première tentative la pulpe et ses rameaux en entier. Aussi faut-il répéter plusieurs fois la manœuvre. Ces manœuvres sont souvent très douloureuses.

Nous atténuons la douleur avec une solution saturée de cocaïne pure dans la créosote, ou de cocaïne (0gr,5) et d'acide sulfurique (1 gramme) (Dubois). Il est préférable, pour éviter la périostite consécutive, d'enlever tous les débris de nerfs dans une même séance.

Dans le cas, pourtant, où la sensibilité est trop grande et le malade trop nerveux, on remet la suite de l'opération à deux jours, après avoir laissé dans le ou les canaux une mèche de coton imbibée légèrement d'un liquide caustique et antiseptique.

Avec un peu d'habitude, on sent très bien s'il ne reste plus de débris pulpaires le long des parois de la racine ou s'il n'en a pas été refoulé au fond.

Dans ce dernier cas, on éprouve parfaitement la sensation que la pointe de la sonde touche un corps mou, élastique et non la partie dure de l'apex.

Il y a également une légère sensibilité de la dent à la percussion qui disparaît sitôt que ces derniers débris sont enlevés.

A la suite de l'extirpation des nerfs, il se produit une petite hémorrhagie qui s'arrête rapidement.

Puis on procède au nettoyage des canaux, d'abord à l'aide d'irrigations répétées, ensuite en employant des mèches de coton antiseptique.

Dans ce but, on emploie une solution aqueuse de bichlorure de mercure au 1/1000 ou d'acide phénique à 3 p. 100.

Lorsque la dernière mèche sort blanche et sèche, le canal peut être considéré comme prêt pour l'obturation.

Malgré toutes les précautions antiseptiques, une inflammation du périoste peut être à craindre. On pratique alors une obturation provisoire, jusqu'à ce qu'on soit assuré que les phénomènes inflammatoires ne sont plus à redouter.

Dans ce cas, le bouchage se fait avec une mèche imbibée d'essence de girofle iodoformée ou de sulfocarbol, d'eucalyptol, de glycérine et de thymol, etc., recouverte de gutta-percha; si une poussée de périostite se produit, on retire l'obturation provisoire et on laisse la cavité ouverte pendant 24 ou 48 heures, avec des mèches iodées, et un tampon d'ouate ne fermant qu'imparfaitement la cavité et on fait des badigeonnages sur la gencive. On renouvelle ce pansement tous les deux jours jusqu'à disparition de la périostite.

Au bout de 8 à 10 jours, si aucun signe inflammatoire ne s'est manifesté, douleur à la percussion, coloration anormale de la gencive, si les mèches restées dans le canal sortent propres et sans odeur putride, après avoir retiré le pansement occlusif, on peut procéder à l'*obturation définitive des canaux*.

c. *Obturation des canaux.* — Cette obturation diffère de l'obturation proprement dite comme procédés et comme matériaux.

α. *Procédés d'obturation.* — Elle exige des soins antiseptiques très sérieux sur lesquels on ne saurait trop insister. Il faut éviter de porter dans le canal aucun germe septique, qui ferait perdre tous les bénéfices de ce long traitement, en donnant naissance le plus souvent à une périostite chronique très difficile à guérir. Il faut même éviter, avec des mèches trop serrées agissant comme piston, de faire refluer vers l'alvéole, des liquides ou simplement de l'air.

Le canal, parfaitement nettoyé, doit être préalablement séché à l'air chaud; puis, ses parois imbibées d'une solution antiseptique, on pousse vers l'apex un petit tampon gros comme une tête d'épingle de gutta-percha, afin de fermer cette ouverture. Enfin l'obturation du canal proprement dit a lieu avec la substance obturatrice choisie.

β. *Matériaux d'obturation.* — Les substances d'obturation préconisées pour l'obturation des canaux sont extrêmement nombreuses.

Tout d'abord, certains opérateurs se bornent à laisser dans le canal une mèche de coton, de soie ou d'amiante, portant l'antiseptique adopté, créosote et iodoforme, essence girofle, eugénol, etc.

D'autres placent tout simplement la substance antiseptique à l'entrée du canal sans autre substance obturatrice dans l'intérieur (Colcman), ou emploient un absorbant comme le charbon (Gillard).

Ce dernier procédé est évidemment le plus simple, mais il est généralement considéré comme insuffisant et l'obturation complète du canal est reconnue nécessaire par l'immense généralité des praticiens.

Dans ce cas, toutes les substances obturatrices ont été recommandées pour l'obturation des canaux dentaires ; ce sont : la *gutta-percha*, mélangée ou non avec une substance antiseptique (iodoforme, etc.), en solution dans le chloroforme, ou en pointes préparées à cet effet ; des pâtes médicamenteuses ; les *divers ciments* : oxychlorure de zinc, oxyphosphate de zinc, etc., des *tiges de bois ou de métal.*

Parmi les substances métalliques, on a l'amalgame, l'étain ou l'or en feuilles avec acide phénique (Kingsley), les fils de plomb (Andrieu), de platine, d'or, d'aluminium (Dubois, Godon), soit seuls, soit garnis d'une substance antiseptique ou obturatrice plastique.

Article V. — Carie dentaire du 4e degré.

Le traitement de la carie du 4e degré est le traitement de la *dent morte* ou à pulpe morte, c'est-à-dire atteinte de gangrène pulpaire, des complications immédiates qu'elle produit, soit la périostite à ses divers degrés, et des désordres qui peuvent en résulter. Nous l'étudions dans l'ordre indiqué par la classification que nous avons adoptée :

Classification. — 1° Caries du 4e degré simples : gangrène pulpaire sans périostite.

2° Caries du 4e degré compliquées : gangrène pulpaire avec périostite alvéolo-dentaire :

Degré de la périostite alvéo-dentaire.			
	A. — Périostite aiguë.......	Subaiguë.	
		Aiguë.	
		Phlegmoneuse.	
	B. — Périostite chronique...	Avec fistule	gingivale.
			cutanée.
		Avec kystes radiculaires.	
		Avec tumeurs du périoste.	

3° Complications diverses de la carie du 4e degré avec périostite alvéolo-dentaire :

A. *Fluxions*....	Œdémateuse.	
	Phlegmoneuse..	Phlegmon circonscrit.
		Phlegmon diffus.
B. *Abcès*.......	1. De la gencive — sus-périostique.	
	2. Vestibulaire — sous-périostique.	
	3. Palatin ou vestibulaire et palatin.	
	4. Vestibulo-cutané.	
	5. Cutané.	
C. *Fistules*.....	Gingivales	Trajet et orifice uniques.
	Cutanées.	» multiples.
D. *Nécroses partielles*.......	Limitées — étendues — avec ou sans séquestre.	
E. *Exostoses*...	1. En sphère.	
	2. En nappe.	
	3. En masse.	
F. *Adénite*.....	1. Sous-maxillaire.	
	2. Prémassétérine.	
	3. Parotidienne.	

G. *Contracture musculaire.* — Trismus.

L'examen de cette classification montre quelle place importante le traitement de la carie du 4e degré occupe dans la thérapeutique dentaire, importante par le traitement proprement dit qu'elle nécessite, importante aussi par la fréquence de cette affection, et de ses complications, la négligence des patients les portant le plus souvent à attendre pour venir réclamer des soins que la dent en grande partie détruite, soit arrivée à ce dernier degré de la carie et qu'elle soit accompagnée de désordres souvent étendus.

Indications. — D'une manière générale les indications du traitement de la carie du 4e degré sont les suivantes :

1° Faciliter la sortie des gaz et des liquides enfermés dans la dent et résultant de la décomposition de la pulpe et des rameaux radiculaires ;

2° Faire l'antisepsie de la dent infectée (cavité de la carie et cavité pulpaire, canaux radiculaires, dentine infectée et canalicules dentinaires);

3° Traiter les complications : périostite à ses divers degrés et désordres consécutifs;

4° Réparer les pertes de substance par l'obturation ou les couronnes artificielles.

1° **Faciliter la sortie des gaz et des liquides enfermés dans la dent.** — C'est la première indication à remplir en présence d'une dent à pulpe morte.

Il peut se présenter deux cas :

a. La cavité pulpaire n'est pas ouverte. — La dent n'a pas de cavité de carie, la pulpe est morte à la suite d'un traumatisme ou d'un état diathésique, la dent porte une ancienne cavité fermée par une obturation, ou enfin la cavité cariée, quoique non obturée, ne communique par aucun pertuis avec la cavité pulpaire.

Dans ce cas, il faut trépaner la dent sur sa face triturante et en dirigeant un foret bien aiguisé *dans l'axe de la dent*, si elle est à racine unique ou bifide; *un peu obliquement*, si elle est multiradiculaire.

La trépanation est suffisante, lorsque le foret a pénétré dans la cavité pulpaire, ce que l'on ressent très bien par l'absence de résistance et par l'odeur spéciale qui s'échappe par cette ouverture, odeur souvent assez forte pour que l'opérateur puisse la sentir d'où il est placé, et dont la pointe du foret reste imprégnée.

La sonde doit, par cette première ouverture, pénétrer facilement dans le canal.

Dans les dents multiradiculaires, après cette trépanation oblique, il faut, pour atteindre les autres canaux, creuser par la même ouverture une voie verticale vers les canaux antérieurs, soit à l'aide du même foret ou d'une fraise, soit encore à l'aide des mêmes instruments montés sur la pièce, mais à angle droit du tour dentaire, suivant la position de la dent.

Dans la 2e classe des caries du 4e degré, lorsqu'il y a de la périostite aiguë et par suite une vive douleur, il est préférable de se borner, dans la première séance, à cette trépanation sans autre manœuvre de nettoyage que des irrigations antiseptiques, afin de ne pas exacerber la périostite et augmenter la douleur.

Généralement cette seule ouverture de la cavité pulpaire suffit pour produire un soulagement souvent immédiat, quelquefois après deux ou trois heures ; il en est de même pour les dents déjà obturées, à moins que l'obturation puisse s'enlever sans grands efforts ou que l'on soit en présence d'une récidive de périostite et que la cavité pulpaire et les canaux soient déjà obturés. Dans ce cas, il faut les désobturer également.

b. La cavité pulpaire est ouverte — La dent porte une carie pénétrante, atteignant la cavité de la pulpe, avec laquelle elle communique par une ouverture plus au moins large.

Cette ouverture est, soit un étroit pertuis qui fait communiquer la cavité de la carie avec la cavité pulpaire et que l'on découvre difficilement avec la pointe d'une sonde fine, soit une ouverture large où pénètre l'excavateur, soit enfin la voie artificielle créée à travers la dent par la trépanation indiquée plus haut.

Il faut maintenant faciliter l'évacuation des liquides et des gaz résultant de la putréfaction de la pulpe.

IRRIGATIONS. — La première manœuvre consiste dans des irrigations antiseptiques tièdes, avec la seringue ou la poire en caoutchouc, que l'on répète un certain nombre de fois. Ces irrigations nettoient la cavité de la carie et entraînent au dehors les liquides et les débris mobiles putréfiés d'aliments, d'ivoire et de pulpe qu'elles atteignent et qui auraient pu dans le cours des manœuvres d'exploration être entraînés par la sonde dans l'alvéole. Elles doivent, du reste, être continuées pendant les diverses manœuvres opératoires susceptibles de laisser après elles des débris quelconques.

Le soulagement immédiat qu'elles procurent le plus souvent au malade, dans les cas de périostite, montre leur efficacité.

Lorsqu'il y a déjà, à la pointe de la racine, une collection purulente, il faut tenter de faire évacuer le pus par la cavité pulpaire ainsi ouverte. Souvent cela se produit spontanément. Quelquefois on obtient ce résultat, en enfonçant une sonde à travers le canal jusque dans le sac de l'abcès. On presse ensuite sur la gencive, pour la vider entièrement par cette voie, et on laisse le canal ouvert jusqu'au lendemain.

2° **Antisepsie de la dent infectée.** — La conséquence de la carie du 4e degré est l'infection de la dent presque entière par la décomposition graduelle de la pulpe, de ses prolongements radiculaires, infection qui se répand à travers la dentine par les canalicules dentinaires.

Après l'ouverture de la cavité pulpaire et la sortie des gaz et des liquides y enfermés, la suite du traitement comporte la désinfection de cette dent en s'attaquant d'abord :

1° Aux parties d'ivoire ramolli et carié, soit la *résection de la dentine cariée ;*

2° Aux débris de la pulpe qui se trouvent dans la cavité pulpaire et dans les canaux radiculaires que l'on enlève par le *nettoyage des canaux;*

3° Enfin il reste à poursuivre la désinfection jusque dans les canalicules de l'ivoire par l'introduction de médicaments antiseptiques suffisamment volatils pour être absorbés et pour imprégner la dentine infectée, c'est-à-dire faire l'*antisepsie des canalicules dentinaires ou de la dentine.*

a. Résection de la dentine cariée. — Après les irrigations, il faut, pour compléter le nettoyage de la cavité cariée, enlever, comme nous l'avons indiqué dans les caries des 2e et 3e degrés, tout l'ivoire ramolli.

Cette opération se fait à l'aide des rugines à cuillère et des fraises montées sur le tour dentaire.

On peut réséquer hardiment, puisqu'il n'y a plus aucune sensibilité, partant aucune douleur.

Cette résection a pour but, comme dans les caries précédentes, de nettoyer parfaitement la cavité cariée, et aussi d'ouvrir largement la cavité pulpaire.

Il faut, pour sauver la dent, rendre les canaux facilement accessibles. S'il est même nécessaire de sacrifier une partie de la couronne, on ne doit pas hésiter, afin de conserver le restant de l'organe.

Le sectionnement partiel de la couronne s'obtient à l'aide de ciseaux à émail et de la meule. L'intérieur de la cavité doit être fraisé.

Les caries interstitielles peuvent être transformées en caries de faces triturantes. Cependant, s'il s'agit de caries siégeant sur la face distale des grosses molaires, il est préférable, pour éviter une trop grande perte de substance, de faire, comme nous l'avons indiqué pour les caries du 3e degré, une autre ouverture au foret sur la face triturante, pour permettre la pénétration des sondes dans les canaux. L'ouverture postérieure de la carie devient alors sans utilité pour le traitement et peut être obturée aussitôt que possible.

L'entrée des canaux peut être agrandie. Pour cela, on emploie les fraises flexibles de Gates. Il faut de grandes précautions, pour ne pas les briser, ce qui boucherait l'entrée du canal. On emploie également les petits trocarts d'Hopkins. Il faut éviter de faire un faux canal.

La cavité doit être ouverte de telle façon que les sondes pénètrent facilement sans trop grande courbure.

On a conseillé également l'agrandissement du canal, ce qui constitue un procédé de nettoyage excellent, mais qui n'est pas toujours praticable.

Pour éviter le refoulement dans les canaux des parties détruites de l'ivoire dans l'intérieur, on doit constamment irriguer pendant l'opération avec la seringue ou la poire en caoutchouc. Le liquide employé doit être antiseptique : eau oxygénée, diluée dans trois ou quatre fois son volume d'eau (Dubois) ; une solution d'acide phénique, d'hydrate de chloral à 1 p. 100; de bichlorure de mercure à 1 p. 1000; solution d'acide phénique à 3 p. 100; solution d'eau chloroformée; solution d'acide borique à 3 p. 100; solutions d'acide thymique, de menthol ou de résorcine.

Le nettoyage de la cavité une fois obtenu, on dégage l'entrée des canaux que l'on a agrandis à la fraise.

b. Nettoyage et désinfection des canaux radiculaires. — Cette opération, qui suit la précédente, se fait en introduisant dans les cavités des sondes chargées de coton imbibé d'un liquide antiseptique et en tirant au dehors, par un mouvement de torsion, les divers détritus résultant de la décomposition de la pulpe et de ses rameaux radiculaires.

On a conseillé, pour le nettoyage des canaux, toute la série des antiseptiques, seuls ou associés : les sels de mercure, la créosote, l'acide phénique, le permanganate de potasse, l'acide thymique, le sulfocarbol, la glycérine thymolée, le chlorure de zinc, l'eucalyptol, la teinture d'iode, l'iodoforme, auquel, à cause de l'odeur, Mahé a proposé de substituer l'iodol, l'airol (1), enfin l'eau oxygénée, qui est un des meilleurs médicaments pour combattre l'infection des canaux dentaires, surtout en cas de suppuration, l'oxygène se combine avec l'hydrogène du pus et le liquéfie (2). Cette combinaison de l'eau oxygénée avec le pus est indiquée par les bouillonnements, les bulles qui se forment à l'entrée du canal, pendant la présence de la mèche chargée d'eau oxygénée.

Tant que ces bulles se forment, il faut continuer le nettoyage (Amœdo). Le chloroforme a été également recommandé (Bonnard).

M. Schreier, de Vienne, a préconisé également le potassium, qui, introduit dans le canal, saponifiait toutes les matières putrides, en donnant lieu à un dégagement de chaleur et de lumière. Ce procédé demande la pose de la digue et de grandes précautions, par suite de l'action du potassium en présence des liquides (3).

Nous avons déjà rappelé que Coleman a indiqué l'acide arsénieux comme antiseptique à placer à l'entrée du canal laissé vide sans autre substance et recouvert immédiatement d'une obturation.

Le nettoyage des canaux exige de grandes précautions et une certaine dextérité.

Les instruments les plus commodes sont, comme pour l'extraction des nerfs dentaires, les équarissoirs d'horloger détrempés. Il faut qu'ils soient assez détrempés pour qu'en les courbant ils ne se brisent

(1) Voir *Odontologie*, 1896.

(2) L. Larrivé, *L'eau oxygénée, son emploi en chirurgie*. Paris, 1883.

(3) *Congrès de Chicago* (*Odontologie*, 1893).

pas ; il faut qu'ils ne le soient pas trop, afin que le moindre obstacle ne les fasse pas plier, et qu'ils conservent encore une certaine rigidité.

Aussi la préparation de ces sondes exige-t-elle de grands soins; en effet, quelques-unes doivent être extrêmement fines, pour pénétrer dans certains canaux étroits, comme ceux des racines externes des molaires supérieures par exemple.

Un des meilleurs procédés de détrempe consiste à les placer dans un moufle rempli de sable, que l'on fait rougir et que l'on laisse refroidir lentement.

Mais ces sondes doivent être garnies de mèches de coton, que l'opérateur prépare lui-même en roulant quelques bribes de coton hydrophile, entre le pouce et l'index de la main gauche, autour de la sonde tenue de la main droite. Ces mèches doivent être presque cylindriques, régulières et se dégager de la sonde facilement, par simple pression, en formant une sorte de fourreau.

On comprend que, fabriquées ainsi entre les doigts de l'opérateur, les mèches risquent de se charger d'un produit septique qui pourrait être introduit ensuite dans le fond du canal.

Aussi la sonde doit être aseptique, c'est-à-dire qu'il faut lui appliquer toutes les prescriptions imposées aux autres instruments (1).

Mais la mèche doit être aussi aseptique ou imbibée d'un liquide antiseptique.

Enfin, il faut éviter, pour ces mêmes raisons, dans les tâtonnements que l'on fait pour trouver le fond du canal, de toucher avec la pointe de la mèche la gencive ou le collet d'une dent voisine. Les mèches doivent être introduites dans le canal avec beau-

(1) Voir *Antisepsie du matériel opératoire*.

coup de précaution et de lenteur. Les premières doivent être d'un diamètre bien inférieur à celui du canal, afin d'éviter de faire piston et de refouler vers l'apex les débris infectés, ce qui produirait immédiatement une poussée inflammatoire souvent très violente et très douloureuse du côté du périoste.

Le nettoyage du canal peut être considéré comme suffisant quand les mèches ainsi introduites sortent *blanches*, *sèches* et sans aucune *odeur fétide*. Avant d'obtenir ce résultat, il faut en introduire un certain nombre, vingt, trente, cinquante, quelquefois plus, surtout lorsqu'il y a du pus au fond du canal.

Aussi est-il quelquefois difficile de terminer le nettoyage en une seule séance. Un peu de douleur dans la gencive est aussi une indication de remettre le traitement à une séance suivante.

Avant d'obtenir des mèches de coton blanches, sèches et sans odeur, plusieurs séances sont souvent nécessaires. Dans ce cas, on laisse dans le ou les canaux une mèche de coton imbibée d'un liquide antiseptique, en fermant la cavité de la dent avec un pansement formé d'une boulette de coton iodé ou un pansement occlusif avec la gutta-percha (Dubois).

Pourtant, si l'infection ou la suppuration est encore grande, s'il existe de la douleur à la percussion, il est préférable de ne fermer qu'imparfaitement cette cavité, afin de laisser une issue aux gaz ou aux liquides; le coton iodé, légèrement pressé, convient très bien dans certains cas, même il vaut mieux n'employer ni mèche, ni coton, sauf pendant les repas où le malade doit mettre une boulette de coton afin de prévenir l'entrée de débris alimentaires. Il faut, dit Brasseur, habituer lentement la dent à l'occlusion.

c. Nettoyage et obturation immédiate des canaux. — Certains opérateurs ont préconisé le nettoyage et même l'obturation immédiate et définitive des canaux dentaires en une seule séance. Cette pratique est indiquée dans certains cas favorables où l'infection est faible, ou lorsqu'il existe des fistules, pour donner issue aux gaz ou aux liquides. Dans les autres cas, elle semble téméraire, malgré la statistique d'un certain nombre de succès (Cuningham). Dubois conseille pourtant de mettre, dès la première séance, par-dessus la mèche antiseptique laissée dans le canal, un pansement occlusif à la gutta-percha, qui, suivant les cas et la sensibilité, peut être changé au bout de vingt-quatre ou quarante-huit heures, quelquefois plus. Il considère cette pratique comme préférable au pansement à la *boulette de coton*, qui, au bout de quelques heures, s'imprègne de salive et d'aliments et s'infecte.

Le nettoyage des canaux est l'opération la plus importante du traitement de la carie du 4e degré; il faut lutter contre les produits de putréfaction résultant de la décomposition de la pulpe et des rameaux radiculaires, contre l'envahissement des microbes. Aussi, l'emploi des médicaments antiseptiques puissants est-il nécessaire. On les emploie généralement à l'état pur, aucune intoxication n'étant à craindre par suite de la petite quantité qui est portée par la mèche dans le canal.

Il n'y a pas lieu de distinguer les désinfectants des antiseptiques, mais il faut éviter les antiseptiques caustiques, excepté lorsqu'il reste un point sensible le long des parois du canal; projetés au fond de l'alvéole, ils provoquent de l'irritation du périoste.

Il faut donner la préférence aux médicaments volatils, par suite des difficultés d'accession au fond des canaux ou dans les anfractuosités le long de leurs parois.

Les essences, déjà stimulantes, conviennent parfaitement si elles ont un pouvoir antiseptique reconnu. D'après Chamberland, les essences qui sont les plus antiseptiques à l'état de vapeur et en solution sont la cannelle de Ceylan, la cannelle de Chine et l'origan; l'essence de girofle, qui est assez énergique en solution, n'est pas stérilisante à l'état de vapeur; l'acide thymique, la cannelle de Chine se sont montrés plus actifs que l'acide phénique, le chlorure de zinc et l'acide borique (1).

Cette citation justifie les résultats que l'on obtient dans la pratique avec les formules d'antiseptiques employés pour le nettoyage des canaux et qui contiennent de l'essence de girofle, de l'acide thymique.

Nous verrons (p. 185) que l'action chimique de ces médicaments est complétée par des moyens physiques comme la sécheresse, la chaleur, etc.

d. Antisepsie des canalicules dentinaires et de la dentine infectée. — Les travaux des micrographes ont montré quels ravages étaient produits dans le tissu dentinaire pendant la carie du 4e degré et combien les canaux dentaires étaient loin de conserver leur forme normale par suite des anfractuosités creusées à l'entrée des canalicules.

Or ces anfractuosités sont difficilement atteintes pendant le nettoyage des canaux; les canalicules de l'ivoire ne le sont pas du tout. La dent ne peut donc être considérée comme désinfectée, comme guérie.

La désinfection des canalicules de l'ivoire s'obtient par la pénétration de médicaments antiseptiques.

Ceux qui peuvent être plus facilement absorbés sont naturellement les plus volatils, comme nous le disions plus haut. On a pour les mêmes raisons conseillé l'emploi du chloroforme (Bonnard).

(1) Chamberland, *Les essences, au point de vue de leurs propriétés antiseptiques* (*Annales de l'Institut Pasteur*, avril 1877, p. 253).

On facilite l'absorption de ces divers médicaments par plusieurs procédés :

1° La *sécheresse* est une des conditions nécessaires du traitement des canaux dentaires, la salive contient de nombreux microbes contre l'introduction desquels il faut protéger la dent déjà nettoyée. On l'obtient en isolant la dent à l'aide de la digue en caoutchouc.

2° La *chaleur* complète l'action de l'isolement et de la sécheresse obtenue grâce à la pose de la digue.

La chaleur s'emploie pour deux motifs : 1° pour achever la destruction des microbes ; 2° pour faciliter l'absorption par les canalicules dentinaires des médicaments antiseptiques portés dans le canal. Divers procédés sont employés pour utiliser la chaleur dans le traitement des canaux, soit en projetant de l'air chaud, à l'aide de la poire à air chaud, de l'injecteur électrique de Barbe, de Telschow, de l'appareil de Bing, de Brasseur projetant de l'air comprimé et chaud ; à l'aide de tiges rougies portées dans le canal, comme nous l'avons préconisé ; avec les sondes galvano-caustiques (1), comme l'a indiqué Roger ; à l'aide du thermo-cautère de Paulme, ou des tiges d'argent d'Amoedo.

e. Blanchiment des dents. — Une des conséquences de la carie du 4e degré la plus fréquente est la coloration grisâtre de la dent par suite de la décomposition souvent rapide de la pulpe et des fibrilles dentinaires dans les canalicules de l'ivoire. La dent prend une teinte gris ardoise, quelquefois rouge foncé ou même noire, qui, dans les dents antérieures, est d'un très mauvais effet.

Le traitement antiseptique de la dent terminé, on doit, avant de l'obturer, faire disparaitre cette colo-

(1) Voir *Odontologie*, 1882.

ration anormale que le traitement a souvent déjà bien diminuée, surtout si on a employé l'eau oxygénée. Pour cela, on emploie divers médicaments, le chlorure de chaux, l'acide sulfureux, l'alun, l'iode métallique, l'acide oxalique, le chlorure d'alumine, l'hypochlorite de soude ou liqueur de Labarraque, le chlore à l'état naissant.

Parmi les procédés pour obtenir le blanchiment des dents, il en est d'immédiats et de médiats.

Procédés immédiats. — Placer dans la dent quelques cristaux de chlorure d'alumine, les mouiller avec de l'eau oxygénée, laisser en contact 3 à 5 minutes, puis laver la cavité avec de l'eau distillée, et neutraliser les résidus acides par une solution de borate de soude à 15 p. 100, obturer ensuite (Harlan).

On peut aussi employer l'alun calciné, mouillé par la liqueur de Labarraque.

Procédés médiats. — La dent bien lavée à l'eau oxygénée, la digue étant placée, on sèche la cavité à l'air chaud, puis on place une pâte de chlorure de chaux et d'acide acétique (Trueman, Andrieu) et on recouvre vivement de gutta-percha. On rouvre deux jours après et l'on recommence deux ou trois fois. Le blanchiment est produit par l'action du chlore à l'état naissant. Eviter de se servir d'instruments d'acier qui noircissent au contact du chlore. Kirk conseille l'emploi du sulfite de soude, 5 grammes, mêlé à l'acide borique, 3 grammes.

On place cette poudre dans la cavité humectée d'une goutte d'eau, pour produire le dégagement d'acide sulfureux et l'on ferme rapidement à la gutta-percha.

On répète ce traitement deux ou trois fois. Au moment de l'obturation on place dans la cavité du ciment blanc ou une feuille d'or à aurifier.

Toutes les parties de la dent parfaitement antiseptiques, cavité cariée, cavité pulpaire, canaux radiculaires et canalicules dentinaires, on vérifie les résultats obtenus par l'*obturation provisoire*.

f. Obturation provisoire des canaux. Pansement a demeure. — Lorsque les mèches placées dans les canaux sortent propres, blanches, sèches et sans odeur putride, la dent peut être considérée comme guérie. Cependant pour être tout à fait à l'abri d'une récidive, on a l'habitude de faire une obturation provisoire de la dent et du canal, pendant une semaine environ. Dans ce cas, on laisse dans le canal une mèche antiseptique, on obture la dent à la gutta-percha et si au bout de huit jours au moins, les résultats se maintiennent, que la mèche sorte blanche sèche et sans autre odeur que celle du médicament employé, la dent solide et insensible à la percussion, la gencive sans coloration anormale, le canal et la dent sont prêts pour l'obturation définitive.

L'action des médicaments employés pour les pansements à demeure doit être différente de celle des médicaments employés pour les irrigations ou pour les mèches détersives.

Cette action doit être lente, persistante. Le médicament employé doit continuer à imprégner les parois du canal et la dentine, afin d'éviter tout retour de l'infection, défendue déjà par l'occlusion aussi parfaite que possible des deux ouvertures de la dent; le foramen de l'apex doit être bouché autant que possible (1) et l'ouverture de la carie fermée par l'obturation. Les médicaments volatils, tels que l'acide thymique, le menthol, l'essence de girofle, l'eucalyptol, l'iodoforme conviennent parfaitement. Le charbon et surtout l'oxyde de zinc donnent également de bons résultats.

Si l'infection ou la suppuration résiste aux divers

(1) Voir *Obturation des canaux*, p. 182.

traitements indiqués, si la dent reste chancelante ou sensible à la percussion, c'est qu'elle est atteinte de périostite chronique compliquée de kystes radiculaires ou de tumeurs du périoste; qu'il y a un corps étranger dans l'alvéole, tels qu'un débris de tire-nerfs ou de sonde cassée; qu'il y a résorption de la racine ou ouverture anormale résultant de nécrose ou de manœuvres opératoires. Dans ces cas, il faut pratiquer la perforation de l'alvéole, la résection de la pointe de la racine ou l'extraction avec ou sans réimplantation de la dent, comme nous l'indiquons plus loin au traitement de la périostite chronique (1).

Carie des dents de première dentition. — *Caries des 2e et 3e degrés.* — Nous renvoyons à ce que nous avons déjà dit pour le traitement des caries de 2e et 3e degrés.

Caries du 4e degré. — Contrairement à un préjugé assez répandu, les dents de la première dentition se soignent comme les dents de la 2e dentition, même lorsqu'elles sont cariées au 4e degré, même lorsqu'elles donnent naissance aux complications diverses de la périostite (fluxions, abcès alvéolaires, etc.).

La seule contre-indication est l'âge du sujet, indiquant l'apparition prochaine de la dent de remplacement.

Donc, en cas de carie du 4e degré d'une dent de la première dentition, on doit ouvrir la cavité pulpaire, faire des irrigations antiseptiques, nettoyer et antiseptiser les cavités pulpaires et radiculaires, et, après guérison, obturer la cavité pulpaire avec une pâte antiseptique et faire dans la cavité cariée une obturation plastique à la gutta-percha, au ciment ou à l'amalgame, suivant les cas.

(1) Voir *Périostite chronique*, p. 193.

La pâte de Witzel au sublimé et à l'oxyde de zinc, qui ne peut être employée pour les dents permanentes par suite de la coloration noire qu'elle donne à la dentine, réussit fort bien pour les dents infectées de la première dentition, cet inconvénient n'ayant qu'une importance relative pour des dents, dont la chute est prochaine.

Article VI. — Traitement des diverses complications de la carie au 4e degré.

Le traitement que nous venons d'exposer et qui consiste dans l'ouverture de la cavité pulpaire, le nettoyage des canaux et l'antisepsie de la dentine, forme le meilleur procédé de guérison des diverses complications de la carie du 4e degré et particulièrement de la périostite à ses divers degrés.

En détruisant la cause qui les avait produites, on a le plus souvent guéri en même temps les complications ou tout au moins on les a mises en voie de guérison.

Aussi le traitement de ces diverses complications, que nous allons étudier maintenant, comprend-il plutôt des mesures complémentaires du traitement principal, dans le but de calmer la douleur ou d'activer la guérison, mais il reste toujours *entendu* que, préalablement à tout autre traitement, la dent, cause du désordre, aura dû être ouverte, le canal nettoyé et rendu aseptique, comme nous l'avons indiqué.

Périostite alvéolo-dentaire aiguë. — Périostite sub-aiguë. — C'est la forme la plus légère de cette affection.

Elle est quelquefois produite par des traumatismes, un froid, une compression, etc. ; quelquefois aussi elle est une des conséquences de la mortification de la pulpe à son début.

Avec le traitement antiseptique de la dent, si elle est cariée, de simples applications révulsives suffisent pour la faire disparaître : badigeonnages de teinture d'iode 2 gr., alcoolature d'aconit 5 gr., et chloroforme 1 gr. (Brasseur) ; pointes de feu, etc.

On a encore conseillé les mélanges suivants :

Teinture d'aconitine.

Aconitine cristallisée................	0 gr. 05
Alcool à 80°.........................	30 gr.

Teinture de napelline.

Napelline............................	0 gr, 10
Alcool à 80°.........................	30 gr.

Ajouter une de ces deux teintures avec partie égale de teinture d'iode (Dubois).

Périostite aiguë proprement dite. — Elle peut être combattue par les mêmes révulsifs, en répétant les badigeonnages plus fréquemment.

On peut également combattre la congestion consécutive, à l'aide de la chaleur qui favorise le processus inflammatoire (bains de bouche chauds, avec décoction de pavot et camomille ou guimauve) ; avec du froid, qui contracte les vaisseaux de la partie congestionnée (glace pilée) ; ou enfin par une petite saignée locale qui décongestionne ; cette saignée peut se faire à l'aide de scarifications, ou de sangsues (une ou deux).

Scarifications. — Les scarifications doivent être faites verticalement au nombre de cinq ou six, le long de la racine de la dent malade, sur ses faces labiale et linguale et assez profondes.

Elles suffisent souvent pour arrêter une périostite à sa période de début et pour calmer les douleurs.

Mode d'application de la sangsue sur la gencive. — Laver la région à l'eau tiède, puis, la sangsue placée dans un tube de verre de forme appropriée, la porter dans le sillon gingivo-labial en faisant adhérer l'ouverture du verre sur le point le plus congestionné. Piquer au besoin la gencive si la sangsue prend difficilement. Maintenir le tube en place pendant 15 minutes environ. Si la sangsue ne se détache pas seule, appliquer sur la gencive un peu d'eau salée ou vinaigrée.

Si l'hémorrhagie continue longtemps après que la sangsue est retirée, employer les hémostatiques habituels.

Il faudrait faire boire au malade de l'eau salée ou vinaigrée, si par malheur la sangsue tombait dans le pharynx ; des vomitifs, si elle glissait dans l'estomac.

Injections de morphine. — On peut utilement employer, dans les poussées de périostite aiguë, les injections de morphine. Injecter une demi-seringue de 6 en 6 heures du mélange suivant :

Chlorhydrate de morphine............	0gr,02
Alcool................................	0gr,05
Eau distillée..........................	1 gr.

Sachets. — On emploiera également avec avantage les *capsicum bags.* Ce sont des petits sachets de toile fine, contenant du poivre de Cayenne en poudre (Flagg). On les applique pendant une à deux heures sur la partie malade.

On emploie encore les *sachets résolutifs de Garreston*, ainsi composés :

Acétate de plomb.......................	0gr,5
Teinture d'opium.......................	0gr,5
Eau..	5 gr.

Une rondelle d'amadou imbibée de ce mélange est appliquée sur la gencive.

Médication générale. — On peut ordonner une potion à l'hydrate de chloral :

Hydrate de chloral.....................	2 gr.
Sirop de groseilles.....................	25 —
Eau.....................................	25 —

à prendre en 2 fois.

Ou une potion d'antipyrine :

Antipyrine..........................	2 gr.
Limonade citrique....................	60 —

à prendre en 2 fois (Bouchut).

Il ne faut jamais de cataplasmes ni d'applications chaudes externes, qui pourraient provoquer l'ouverture de l'abcès en formation à travers la peau.

Quelques auteurs conseillent un traitement général pour combattre la fièvre, une dérivation intestinale, etc., des antipyrétiques, purgatifs, diurétiques dérivatifs, des bains de pieds, etc., puis, lorsque la suppuration apparaît, des toniques et des stimulants (Coleman) ; pourtant le traitement local suffit le plus souvent.

Périostite phlegmoneuse. — Lorsque le pus est formé (abcès) et qu'il s'échappe par la gencive, ou au collet de la dent, il faut lui donner rapidement issue, en ouvrant la gencive au bistouri ou au thermo-cautère du côté gingivo-vestibulaire. Il peut être même nécessaire, pour l'atteindre, de trépaner la paroi alvéolaire au niveau de la pointe de la racine avec un gros foret (fig. 12). Seulement il est souvent difficile de pénétrer exactement dans le foyer de suppuration, qui peut se trouver à une certaine distance de la dent. Il faut, dans tous les cas, en surveiller la sortie afin de prévenir une ouverture cutanée.

Tomes conseille l'emploi d'un bistouri à double tranchant, à lame courte et forte, que l'on enfonce

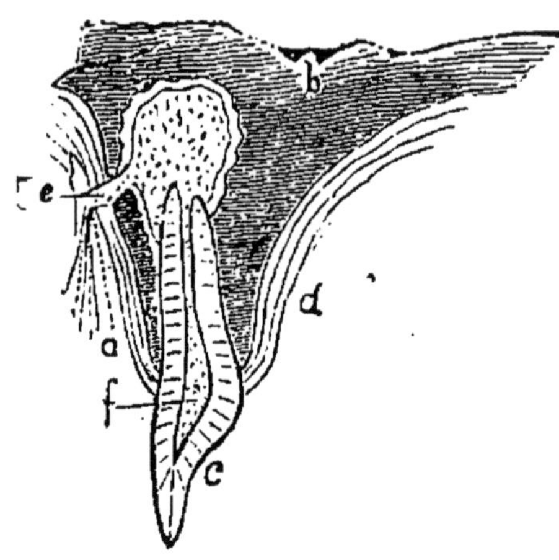

Fig. 12. — Section d'un maxillaire supérieur, montrant un abcès alvéolaire sur une incisive médiane supérieure. — *a*, gencive ; *b*, os maxillaire ; *c*, point de la dent où doit se pratiquer la trépanation ; *d*, voûte palatine ; *e*, ouverture de la fistule dentaire ; *f*, incisive montrant le canal de la dent rempli de pus.

avec force, de manière à traverser même l'os spongieux, pour atteindre l'abcès.

Périostite alvéolo-dentaire chronique. — Lorsque la périostite affecte la forme chronique, le traitement de la carie du 4e degré par le canal est grandement facilité par la présence d'une fistule gingivale ou cutanée.

Le traitement du canal de la dent suffit généralement pour faire disparaître ces désordres, soit pendant le cours du traitement, soit peu de temps après ; on voit la suppuration se tarir, l'orifice de la fistule se boucher et se cicatriser.

On active la cicatrisation par des pointes de feu ou des badigeonnages répétés d'iode et d'aconit sur la gencive deux fois par jour.

Drainage. — Le *drainage* de la dent a encore été indiqué (Hulliler, Magitot) comme traitement de la périostite chronique, au lieu du traitement antiseptique actuellement pratiqué par le canal radiculaire.

Cette opération consistait, soit en un tube de platine placé au milieu d'une obturation et communiquant avec la cavité pulpaire ou avec le canal radiculaire, soit en une ouverture horizontale faite au collet de la dent et communiquant avec la cavité pulpaire ou traversant la dent de part en part.

Ce canal avait pour but de permettre aux gaz ou aux liquides, résultant de la décomposition de la pulpe, de s'échapper librement.

On comprend les inconvénients d'un pareil procédé, la salive, les débris d'aliments y pénétraient malgré le nettoyage journalier auquel le patient était astreint, l'infection y était permanente et si l'ouverture se bouchait, des poussées inflammatoires se produisaient du côté du périoste.

Ce procédé a été condamné depuis par la majorité des praticiens (Brasseur, Coleman, Dubois, etc.).

Pourtant il est des cas où la dent, atteinte de périostite chronique, ne guérit pas, malgré le traitement antiseptique du canal. C'est lorsqu'il existe à la pointe de la racine des kystes radiculaires ou des tumeurs du périoste; le tissu néoplasique ne saurait se dissoudre ni se résorber.

Destruction des kystes. — On a pourtant tenté encore de conserver la dent, en faisant une ouverture à travers l'alvéole par la partie vestibulaire et en détruisant le kyste, soit à l'aide de la fraise, soit à l'aide d'un caustique (le chlorure de zinc).

On a même proposé de réséquer la pointe de la racine sur laquelle le kyste est fixé (Martin, de Lyon). Farrar a conseillé pour pratiquer la fistule artificielle un moyen radical qui consiste à porter la couronne d'un trépan sous la gencive au point correspondant de la racine malade (fig. 13). Mais il est bien difficile de tomber avec le trépan à l'endroit

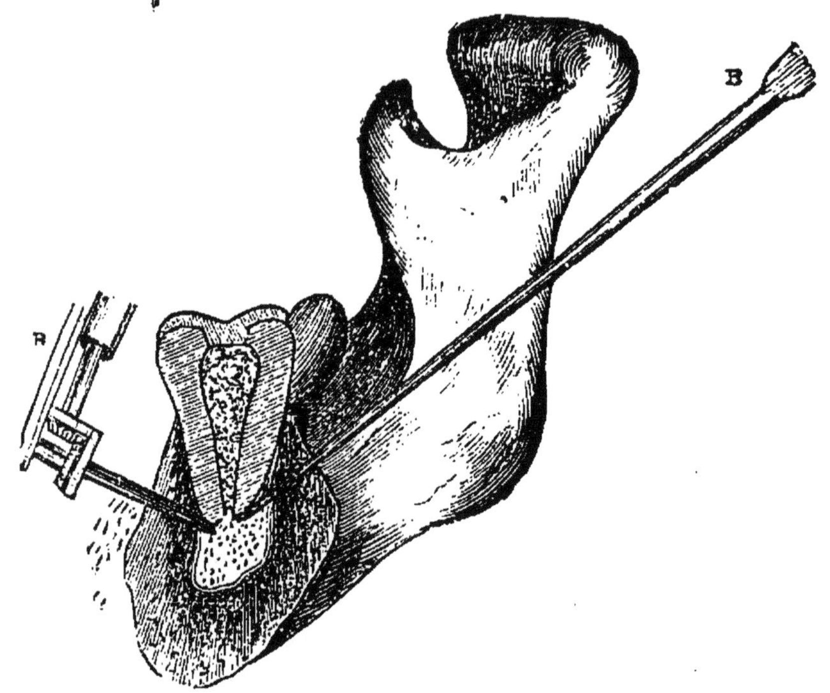

Fig. 13. — Section de la mâchoire inférieure montrant l'abcès dans les racines d'une seconde grosse molaire et la méthode de produire la fistule artificielle (Farrar).

précis de l'abcès de la racine pour la reséquer nettement.

Enfin Black conseille l'amputation de la racine malade sur les dents multi-radiculaires.

Ces diverses opérations ne dispensent pas du traitement antiseptique de la dent et des cavités pulpaires et radiculaires.

On peut encore essayer la greffe, c'est-à-dire l'extraction de la dent, l'ablation du kyste et de la pointe de la racine et la réimplantation de la dent.

Enfin, si ces divers procédés n'ont aucune chance

de succès, il n'y a plus qu'à pratiquer l'extraction définitive.

Fluxion. — La fluxion est une complication fréquente de la carie du 4e degré.

Au traitement de la dent, il faut ajouter l'emploi des émollients tels que les bains de bouche avec la décoction de guimauve et de pavot, de chlorate de potasse et d'alcoolé d'opium.

Lorsque la fluxion est *à forme œdémateuse*, elle se produit assez rapidement, comme celles qui se forment à la suite des injections de cocaïne.

Lorsqu'elle est avec *phlegmon circonscrit*, il faut, au bout de trois ou quatre jours, donner issue au pus qui s'est formé, par une ouverture dans le sillon gingivo-labial qu'il ne faut pas laisser refermer avant que toute trace de suppuration soit tarie.

La fluxion avec *phlegmon diffus*, qui est beaucoup plus grave, nécessite l'extraction de la dent, ou des dents malades. L'importance du foyer purulent oblige à de larges incisions. La gravité de l'affection commande l'intervention d'un chirurgien.

La fluxion n'est pas, comme un préjugé assez répandu le fait croire, une contre-indication de l'extraction d'une dent. Seulement cette opération est un peu plus douloureuse dans ce cas et les précautions antiseptiques sont plus impérieuses.

Si, pour des motifs divers, on décide que le traitement conservateur ne doit pas être tenté, l'extraction abrège la période douloureuse et la durée de la fluxion, qui, au lieu de se prolonger huit à dix jours, disparait le lendemain ou le surlendemain de l'opération.

Abcès. — Lorsque l'abcès dentaire est formé, le mieux est de donner le plus rapidement possible issue au pus. Quelquefois, la poche de l'abcès, communiquant facilement avec le foramen de l'apex de la racine, le pus s'écoule facilement à mesure qu'il se forme et le traitement de la dent par son canal radiculaire suffit (1). Il en est souvent ainsi avec les dents à racine unique. Comme nous l'avons dit, on introduit une sonde par le canal radiculaire jusque dans le sac de l'abcès et l'on voit sourdre le pus dans la cavité pulpaire. L'abcès se guérit alors très rapidement par le traitement de la carie du 4e degré.

Dans le cas où l'on ne peut vider l'abcès par cette voie, le mieux est de l'ouvrir largement, soit du côté de la gencive, soit du côté du palais, suivant que l'on a affaire à un abcès vestibulaire ou palatin, comme il est indiqué au traitement de la périostite phlegmoneuse (p. 192).

Fistules. — Comme nous l'avons dit (p. 192), les fistules dentaires gingivales ou cutanées guérissent généralement à la suite du traitement antiseptique de la dent qui les a provoqués.

Les fistules gingivales sont extrêmement fréquentes. Plus rares sont les fistules cutanées, le malade effrayé de leur apparition prochaine se hâtant de se faire soigner.

Lorsqu'elles sont d'origine dentaire, le traitement seul de la dent ou son extraction suffisent. Quelques auteurs prétendent que la présence d'une fistule gingivale ou cutanée est une indication de l'extraction avec ou sans réimplantation. Ce n'est pas la règle absolue. Il faut toujours tenter le traitement antiseptique par le canal de la dent. Ce n'est qu'en cas d'insuccès, ce qui est rare, que l'on peut tenter le remède héroïque. Quand on peut faire sortir, par l'orifice de la fistule, les médicaments antiseptiques injectés dans le canal radiculaire de la dent, cela active la guérison.

(1) Voir *Carie du 4e degré.*

Nécrose. — La nécrose d'une partie du bord alvéolaire n'est pas une contre-indication au traitement conservateur de la carie du 4e degré.

La dent traitée, le séquestre enlevé, on voit souvent l'organe se consolider et rendre longtemps encore des services, si la nécrose n'a pas détruit une partie trop importante de l'alvéole dans lequel elle est maintenue.

Concurremment avec le traitement antiseptique de la dent, il faut traiter également la nécrose par des irrigations antiseptiques répétées au chlorure de zinc, au chloral ou au permanganate de potasse, ouvrir les abcès, pour faire évacuer le pus, extraire le séquestre sitôt mobile, soit en un seul morceau, soit par fragments, et ruginer l'os restant afin d'activer la réparation (1).

M. Heidé a préconisé pour cette dernière opération une curette d'un modèle spécial.

Exostose. — La présence des exostoses sur les racines ou à leur pointe, lorsqu'elle a été soupçonnée, n'a pas été non plus signalée comme une contre-indication au traitement de la dent morte. La tolérance des tissus est très grande et une dent morte exostosée peut souvent encore rendre des services, lorsque la carie a été bien traitée.

Adénite. — L'adénite consécutive à la périostite alvéolo-dentaire disparaît généralement avec le traitement de la dent malade.

Pourtant, dans les cas où elle persisterait, on peut en activer la résorption par des onctions douces et prolongées avec une pommade résolutive telle que la suivante :

Iodure de potassium	4 gr
Vaseline	20 —

(Aubeau.)

(1) Voir Dubois, p. 565.

Dans le cas où il y a de la fluctuation, on fait une petite incision pour évacuer le pus.

Contracture musculaire. Trismus — Le traitement local de la dent suffit généralement, lorsque la contracture est consécutive à la carie du 4e degré ; lorsqu'elle est produite par l'éruption vicieuse de la dent de sagesse, ce qui est plus fréquent, et qu'elle persiste ou se reproduit, l'extraction est le traitement indiqué.

En résumé, tout traitement qui amène la guérison de la périostite alvéolo-dentaire amène, par suite, la guérison de la contracture.

On peut activer cette guérison en essayant, concurremment avec le traitement de la périostite, la dilatation mécanique graduelle, à l'aide d'un coin, d'un ouvre-bouche, ou de simples efforts répétés avec la main.

CHAPITRE III.

RESTAURATION DES DENTS.

La dernière indication du traitement de la carie dentaire est la réparation de la perte de substance produite par la carie.

Cette restauration de la dent peut être *partielle* ou *totale*, suivant que la destruction des tissus dentaires s'est étendue à une partie de la couronne ou à la couronne tout entière.

La restauration partielle de la dent se fait par l'*obturation*.

La restauration totale est obtenue à l'aide des *couronnes artificielles*.

ARTICLE Ier. — RESTAURATION PARTIELLE, OBTURATION.

« On désigne sous le nom d'*obturation* l'opération qui consiste à combler, avec une substance solide, inaltérable et indestructible, la cavité d'une carie placée, par un traitement approprié, dans les conditions propres à recevoir cette substance » (Magitot).

Ce procédé de traitement a pour but de soustraire la dent aux causes extérieures de destruction de ses tissus et de remplacer artificiellement la substance détruite.

L'obturation comprend deux opérations distinctes:

1° La préparation de la cavité;

2° L'obturation proprement dite.

Préparation de la cavité.

La cavité destinée à recevoir et à conserver la substance obturatrice nécessite une préparation qui affecte deux phases distinctes.

1° Débarrasser la cavité de tous les débris de l'ivoire atteint par la carie : *opération qui est invariable* pour toutes les substances d'obturation, qui fait partie du traitement proprement dit de la carie (1).

2° Donner à la cavité une forme convenable pour recevoir et maintenir la masse obturatrice : *opération variable*, d'après la nature de la substance obturatrice.

Opérations préliminaires. — Écartement. — Isolement et assèchement. — Avant d'indiquer les conditions dans lesquelles doit se faire la préparation proprement dite des cavités, il est nécessaire de décrire les opérations préliminaires, nécessaires dans

(1) Voir *Traitement de la carie*.

la plupart des cas : l'*écartement*, l'*isolement* et l'*assèchement*.

a. Écartement. — Lorsqu'il s'agit d'obturer certaines caries, difficilement accessibles, comme les caries insterstitielles par exemple, l'écartement de la dent et de ses voisines s'impose. On peut l'obtenir immédiatement, soit à l'aide d'un coin en bois d'oranger ou d'Hickory passé à la filière, soit au moyen de l'écarteur de Perry ou de Parr.

Le morceau de bois taillé en sifflet est enfoncé entre la dent à opérer et sa voisine, soit lentement à la pression de la main, soit à coups de maillet à main. Le bois s'humecte et gonfle.

Les écarteurs de Perry ou de Parr sont des instruments en acier agissant plus lentement, grâce aux vis, qui, dans ces deux instruments, produisent l'écartement qui est obtenu en quelques minutes.

Les procédés d'écartement immédiats sont généralement douloureux, pourtant ils offrent l'avantage de permettre d'opérer de suite et lorsque l'obturation peut être faite dans la même séance, de réduire à son minimum la durée du temps pendant lequel la dent aura été déplacée.

Lorsqu'on n'est pas obligé d'obtenir l'écartement immédiatement dans la même séance, la carie nécessitant des pansements préalables, on peut employer le caoutchouc, l'ouate, la *laminaire*; cette algue possède une faculté absorbante très précieuse, qui la fait doubler de volume au bout de vingt-quatre heures.

Le caoutchouc placé entre les dents est un procédé d'écartement médiat qui agit rapidement. Du jour au lendemain et même au bout de quelques heures, une séparation suffisante existe entre la dent à obturer et sa voisine. Seulement ce procédé est souvent assez douloureux pour que certains patients ne puissent le supporter, surtout lorsque toutes les dents existent et sont très serrées, ou lorsque le caoutchouc touche la gencive.

L'ouate agit beaucoup plus lentement; il est quelquefois nécessaire d'en mettre plusieurs fois pour obtenir un écart suffisant, mais son application est plus supportable. On la roule en forme de cordelette, en faisant passer d'abord entre les dents la partie la plus fine, puis en tirant, on amène la plus épaisse, et l'on coupe des deux côtés. L'ouate agit en augmentant de volume par l'action de l'humidité.

b. Isolement de la dent. — Nous avons déjà dit, pour le traitement des divers degrés de carie, qu'il était nécessaire de mettre la dent à l'abri de la salive et de l'assécher. Cette précaution est beaucoup plus importante encore pour l'obturation.

On emploie dans ce but divers procédés :

1° *Procédé de la serviette.* — Un petit linge est enroulé autour de la dent qui doit être opérée, ses deux extrémités sortant de chaque côté de la bouche. Il est maintenu avec deux doigts de la main gauche pendant tout le cours de l'opération.

Ce procédé, qui prive l'opérateur de l'usage d'une main, ne peut être employé que pour des opérations de courte durée ou lorsque l'assèchement n'est nécessaire que pendant peu de temps;

2° *Procédé des cylindres de coton.* — On place dans la bouche, de chaque côté de la dent à opérer, deux cylindres de coton ou de papier absorbant que l'on maintient comme il est indiqué ci-dessus.

On peut maintenir en place la serviette ou les cylindres de coton avec des *crampons* ou *clamps* que l'on emploie pour la *digue*, ou des crampons à forme spéciale.

Lorsque la cavité à obturer est petite ou que l'opération doit être de courte durée, on peut encore obtenir un résultat suffisant avec de petits morceaux d'amadou que l'on place entre les dents, ou des bandes étroites de papier absorbant (*fibre lint*) placées sur les gencives.

Mais le procédé par excellence d'assèchement et d'isolement est la *digue en caoutchouc* (*rubber dam*).

3° *Digue.* — Cet auxiliaire si précieux du dentiste se compose d'une feuille mince de caoutchouc. On la trouve généralement chez les fabricants dans des boîtes de métal, en long rubans de 20 centimètres de largeur, sous trois épaisseurs variant de un cinquième de millimètre à un demi-millimètre environ. L'épaisseur moyenne est la plus employée.

On la coupe en morceaux carrés ou triangulaires. Pourtant la longueur du morceau varie suivant la dent que l'on doit opérer. Il doit être moins long pour une dent antérieure que pour une molaire, pour une dent supérieure que pour une inférieure.

Le patient ayant la bouche ouverte, on place le morceau de digue en face de la dent à isoler. On presse le caoutchouc sur cette dent et on marque avec l'ongle le point de contact. Puis on perce sur ce point un petit trou, soit à l'aide de la pince spéciale à percer ou des ciseaux, soit simplement en touchant ce point avec la pointe d'un instrument rougi, ou encore, en étendant la digue sur l'extrémité du manche d'un excavateur, et en touchant le point marqué avec le bord tranchant d'une autre rugine.

Il est toujours nécessaire, afin de bien éclairer le champ opératoire, de prendre dans la digue deux ou plusieurs dents voisines de chaque côté de la dent à opérer; on presse le caoutchouc sur le bord tranchant ou la face triturante des dents et on fait pénétrer les couronnes des dents à isoler par les trous ainsi percés.

Le caoutchouc doit entourer la dent au collet où il est maintenu à l'aide d'une ligature en soie, s'il s'agit de dents antérieures et à l'aide d'un crampon ou clamp, s'il s'agit de molaires. Pour les caries cervicales, où il faut repousser la gencive, on emploie des crampons spéciaux. Il est préférable, pour les molaires, de placer le crampon et la digue en même temps. Pour cela, on fait pénétrer, à travers le trou qui a été percé, la partie supérieure du crampon, les deux extrémités restant en dedans de la digue. A l'aide de la pince spéciale dont les extrémités sont placées entre les deux branches du crampon, du côté externe de la digue, le caoutchouc étant ramené sur la pince en sorte d'entonnoir, on porte le tout sur la dent, on presse, on écarte les deux branches du crampon que l'on met en place, et, avec un instrument pointu ou l'index, on fait passer le caoutchouc par-dessus les bords des deux extrémités du crampon pour en serrer le collet de la dent (fig. 14).

La digue en place est ensuite fixée des deux côtés de la bouche par le porte-pince digue, composé d'une bande d'élastique passant derrière la tête du malade et munie d'une agrafe à ses deux extrémités.

Enfin pour que la partie inférieure de la digue soit tendue et ne gêne pas l'opérateur, on y suspend un ou plusieurs disques de plomb et on la tend avec.

Si dans le cours de l'opération la digue venait à être percée par la pointe d'un instrument ayant glissé, on peut boucher ce trou avec une solution de caoutchouc ou un morceau de caoutchouc à redressement.

Enfin on peut arrêter tout suintement sanguinolent au collet de dents avec de petits morceau d'amadou ou de papier absorbant. Comme nous le disions au début, la digue est l'instrument par

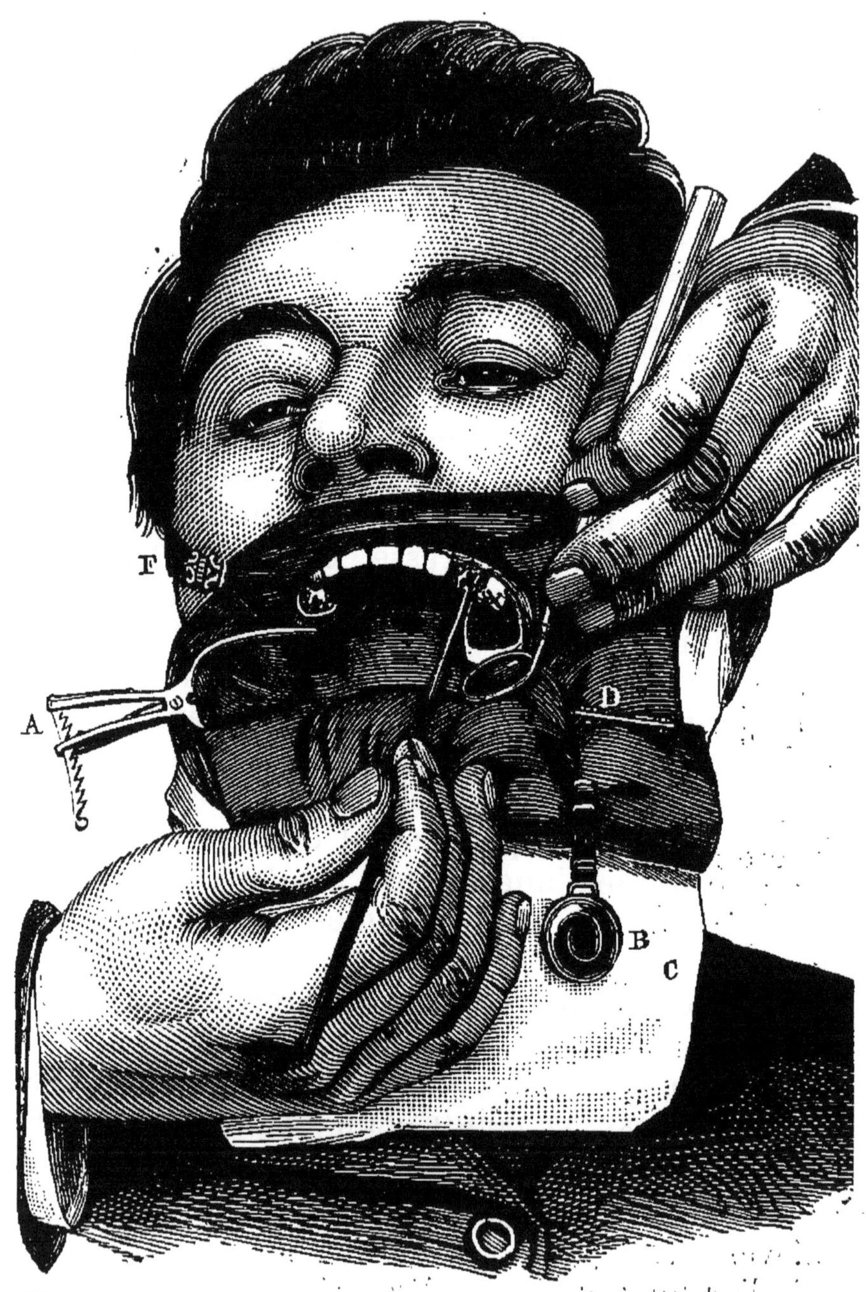

Fig. 14. — Digue appliquée à la mâchoire supérieure pour refaire le contour de la petite molaire. — A, écarteur des arcades dentaires; B, poids servant à tendre la digue; C, serviette mise sous la digue et retenant la salive; D, épingle anglaise tenant la serviette; F, pince servant à relever la digue.

excellence d'isolement et d'assèchement, on peut ajouter également d'antisepsie de la dent.

En cas de salivation trop abondante, on se sert de la pompe à salive ou d'un sac en caoutchouc.

c. Assèchement de la dent. — Nous avons déjà indiqué les moyens d'obtenir la sécheresse des cavités, au traitement de la carie du 4e degré. Nous ne ferons que les énumérer à nouveau : Ce sont, avec la digue que nous venons de décrire, les papiers absorbants et l'amadou, la poire à air chaud, le thermocautère de Paulme, de Brasseur, la poire électrique de Barbe, etc.

Préparation de la cavité. — La préparation de la cavité comprend deux opérations :

Nous ne reviendrons pas sur la première, qui a été déjà indiquée dans le traitement de la carie et qui fait partie du traitement antiseptique de la cavité.

La deuxième a pour but de donner à la cavité une forme convenable pour retenir la substance obturatrice et assurer la durée de l'obturation ; elle rend encore nécessaire l'enlèvement d'une certaine quantité du tissu dur, quoique sain. Cette opération varie nécessairement suivant la matière obturatrice à insérer ; pourtant il est quelques règles générales, applicables dans tous les cas. Ainsi les parties d'émail faibles qui risqueraient de se briser pendant l'obturation ou peu de temps après doivent être enlevées. Pourtant on peut en enlever moins, s'il s'agit d'une obturation plastique au ciment ou à l'amalgame que s'il s'agit d'une aurification ; il faut en enlever moins pour une aurification à l'or adhésif, qu'à l'or mou, cette dernière nécessitant des parois très résistantes.

Les bords *surplombants* doivent également être réséqués, la cavité devant être bien visible dans toutes ses parties, et la substance obturatrice pénétrant difficilement dans les angles rentrants, surtout pour l'aurification.

Pour les dents antérieures, on doit réséquer plutôt sur la face linguale ou palatine que sur la face labiale, par raison d'esthétique.

Pour les molaires, cavités interstitielles, il faut bien dégager la partie voisine de la gencive, en rendre même l'accès facile, en rêséquant une partie de tissu de la face triturante, ou en taillant les faces proximales en V, à sommet gingival.

Enfin des précautions spéciales doivent être prises pour les bords. Ceux-ci doivent être bien unis, résistants et à léger biseau oblique de dehors en dedans, pour enclaver la matière obturatrice.

En dehors de ces règles générales, applicables à tous les cas, il existe quelques indications spéciales que nous signalons en étudiant chaque substance d'obturation.

Procédés de rétention de la substance obturatrice. — Les procédés principaux employés pour retenir la substance obturatrice une fois mise en place ans la cavité sont au nombre de trois, savoir :

1° La forme même de la cavité ;

2° Les sillons et rainures ;

3° Les points de rétention.

1° Forme de la cavité. — Elle doit être autant que possible ramenée à un tronc de cône ou à un tronc de pyramide, dont la base regarde le centre de la dent, et le sommet la face externe.

Ce type satisfait à la condition expresse d'une bonne obturation. Il constitue un des meilleurs moyens de rétention. Il est applicable pour les cavités interstitielles et pour celles des faces triturantes des molaires.

La rétention peut encore être suffisante avec une

cavité de forme cubique ou cylindrique, c'est-à-dire avec des parois parallèles.

Cependant, il est des cas où cette forme n'est pas possible, par suite du voisinage de la pulpe ou l'absence d'une paroi comme dans les dents antérieures. Dans ce cas, on doit avoir recours à un autre procédé de rétention, les *sillons et rainures*.

2° Sillons et rainures. — La cavité est contournée, à l'aide de la rugine ou de la fraise, près de la périphérie de la cavité, d'un sillon ou d'une rainure qui forme bague et qui est rempli par la matière obturatrice. Ce sillon se pratique lorsque la cavité est très évasée.

3° Points de rétention. — Dans d'autres cas, on creuse dans la cavité avec le foret de petits trous ou canaux d'un millimètre à peine de profondeur, dits *points de rétention*, qui convenablement placés, c'est-à-dire se faisant opposition, empêchent la sortie de la matière obturatrice.

Il faut éviter de pénétrer dans la cavité pulpaire ou de creuser trop près de la pulpe, ce qui l'irriterait.

Règles spéciales applicables à des cas déterminés. — Les cavités résultant de caries peuvent siéger sur les différentes faces des couronnes des dents et nécessitent, suivant leur siège, des procédés particuliers de préparation et de rétention.

Les cavités sont si variées qu'un auteur américain, Taft, les divisait en 5 classes avec seize modifications (1). Nous avons adopté une classification analogue, quoique plus simple.

Nous divisons les cavités, au point de vue de leur siège, en cavités *simples* et cavités *composées*.

Les *cavités simples* comprennent :

1° Cavités centrales ou coronales, situées sur la

(1) Voir Taft, *Operative dentistry*, Philadelphia, 1868.

face triturante des molaires ou le bord tranchant des dents antérieures.

2° Cavités latérales, situées sur les faces latérales des dents. Elles se subdivisent en quatre classes :

a. Cavités interstitielles, proximales ou approximales, comprenant les cavités situées sur les faces *médianes*, et les cavités des *faces distales*.

b. Cavités des faces *labiales* ou *jugales*, les cavités des faces *linguales* ou *palatines*.

3° Cavités du collet ou cervicales, situées au bord voisin de la gencive.

Les *cavités composées* (fig. 15) comprennent les deux grandes divisions principales suivantes :

1° Cavités corono-médianes ou corono-distales;

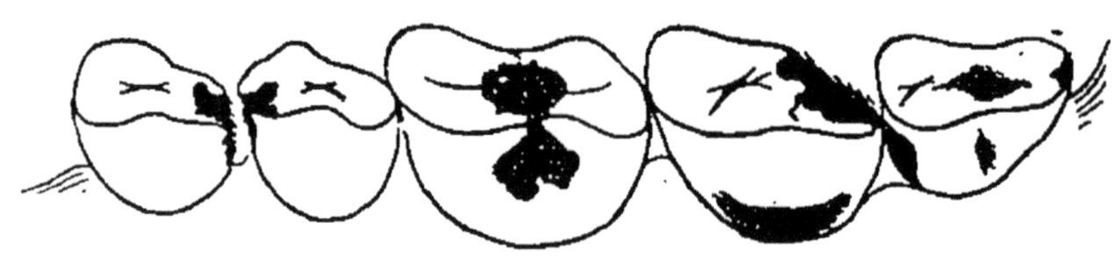

Fig. 15. — Cavités composées.

2° Cavités corono-jugales ou corono-linguales.

3° Cavités composées à la fois coronales, médianes ou distales et jugales ou linguales et cervicales.

Le titre qui les désigne indique leur siège, soit : la face triturante de la dent et une des faces latérales. A chacune de ces cavités est applicable un mode spécial de préparation et de rétention.

Ainsi les cavités centrales doivent généralement être cylindriques ou affecter la forme d'un tronc de cône sans autre procédé de rétention; les cavités interstitielles doivent, s'il s'agit des dents antérieures, avoir la forme d'une pyramide triangulaire à base tournée vers l'axe de la dent, avec une rainure circulaire ou des points de rétention : un point à chaque sommet du triangle.

S'il s'agit d'une molaire, la cavité doit le plus souvent être transformée en cavité composée, corono-médiane ou corono-distale, en lui donnant la forme d'une pyramide quadrangulaire à base toujours tournée vers l'axe vertical de la dent et la section vers la dent voisine avec une paroi en moins sur la face triturante ; la rainure ou les points de rétention (3 ou 4, 1 dans chaque angle), sont encore nécessaires. Ils le sont du reste chaque fois qu'une paroi du tronc de pyramide fait défaut dans la forme de la cavité.

Sur les faces labiales ou jugales, linguales ou palatines, il est souvent facile de donner la forme régulière indiquée plus haut.

Enfin, dans les cavités du collet, la forme est généralement celle du croissant, le fond doit être plat, les bords obliques, seulement il est presque toujours nécessaire de faire le sillon ou rainure circulaire, ou deux points de rétention, un à chaque extrémité du croissant.

Quant aux cavités composées, leur forme et leur moyen de rétention tiennent des diverses cavités que nous venons de passer en revue. On leur donne la forme et les moyens de rétention des cavités simples dont elles se rapprochent le plus.

Matrices. — Lorsqu'une paroi fait défaut comme dans la plupart des cavités interstitielles, on remplace pour leur donner la forme régulière, cette paroi absente par de petits instruments dits *matrices*, que l'on place entre les dents (Levett), ou avec un morceau de gomme laque (Herbst).

Les formes des matrices sont très nombreuses, mais les plus simples sont les meilleures.

On construit de suite celles dont on a besoin avec

un morceau de carte de visite, de lime à séparer, de celluloïde, ou une simple lame métallique à polir.

Article II. — Mode d'emploi des différentes substances d'obturation.

Les différentes substances employées pour l'obturation peuvent être divisées, comme suit, en *substances plastiques*, *substances non plastiques*, *substances combinées*, *morceaux d'émail* :

1° Substances plastiques (vulgairement *plombage*)	Gutta-percha. Ciments. Amalgames.	
2° Substances non plastiques	Étain.	
	Or (aurification).	Or cristallisé ou en éponge. Or mou, non adhésif ou non cohésif. Or adhésif ou cohésif.
3° Substances combinées	Gutta-percha et les différentes matières obturatrices. Ciment et amalgame. Ciment et étain. Ciment et or. Amalgame et or. Étain et or. Or non cohésif et cohésif ou or cristallisé et cohésif.	
4° Morceaux d'émail	De dents naturelles. — de porcelaine. Émaux de verre, fondants à basse température. Plaquettes métalliques.	

§ 1. — *Substances plastiques.*

Gutta-percha. — Indications. — On l'emploie en mélange avec l'oxyde de zinc, la silice, le verre pilé, avec l'adjonction de certaines substances médicamenteuses, comme l'iodoforme ou le nitrate d'argent, ou en dissolution dans le chloroforme ; on s'en sert le plus souvent comme pansement occlusif à la place de l'ouate ou comme pâte obturatrice temporaire, pendant la période dite d'observation (2e, 3e et 4e degré). Elle est excellente pour les caries du collet, surtout les molaires et les dents à parois très fragiles.

Son adhérence est très intime, elle laisse difficilement passer les liquides. Sa durée peut être de plusieurs mois et de plusieurs années, si elle n'est pas exposée à la mastication. On peut l'employer également pour fixer les couronnes.

Contre-indications. — Elle est généralement contre-indiquée pour les obturations permanentes, sauf chez les enfants et les vieillards, la gutta-percha ne supportant pas longtemps la mastication ni la brosse. Il faut donc la réserver aux cavités peu exposées à un travail mécanique.

Mode d'emploi. — Les préparations les plus usitées sont celle de Hill (gutta-percha et oxyde de zinc) et celle de Jacob (gutta-percha et silice). On chauffe la gutta-percha de 100 à 110° avec l'appareil de Flagg ou, à défaut, sur une plaque de verre ou de porcelaine. On doit éviter le contact direct de la flamme.

L'insertion s'opère au moyen de spatules lisses ou de fouloirs, en ayant soin de dessécher tout d'abord la cavité destinée à recevoir la substance. Les instruments doivent être au préalable trempés dans la glycérine et la gutta est introduite par bloc ou par petits morceaux.

On achève l'obturation au moyen d'instruments chauffés pour enlever la matière qui déborde et lisser l'obturation. On emploie également la gutta-percha pour l'obturation des canaux, soit en solution dans le chloroforme, soit mélangée à un antiseptique (iodoforme), soit encore sous forme de sondes spécialement préparées à cet effet (*gutta-percha nerve canal points*, S.S. *White*).

En badigeonnant la cavité préalablement de solution chloroformée de gutta, on obtient une adhésion plus intime. Enfin on se sert de cette même solution ou d'une mince couche de gutta-percha comme isolant, au fond des cavités sensibles ou voisines de la pulpe, pour la soustraire aux transmissions thermiques des obturations métalliques ou à l'action caustique du ciment.

Ciments. — Le ciment dentaire est un mélange de deux substances, l'une liquide, l'autre solide (en poudre). La poudre est malaxée avec le liquide, et lorsque la réaction est terminée la substance qui en résulte est propre à assurer l'obturation de la cavité.

Au moment de l'emploi, on mélange sur une plaque de verre le contenu de deux flacons renfermant l'un la poudre, l'autre le liquide ; on doit malaxer la pâte, de façon à obtenir une substance homogène.

Les ciments usités sont à prise lente ou à prise rapide. Selon qu'on se sert de l'un ou de l'autre, il importe de faire subir à la dent une préparation spéciale. Une dessiccation complète de la cavité est nécessaire, surtout si l'on opère avec un ciment à prise rapide.

Les premiers ciments dentaires employés étaient des oxychlorures de zinc ; le liquide, du chlorure de zinc, et la poudre, de l'oxyde de zinc ; d'une durée très variable, il était, dans le voisinage de la gencive, très rapidement détruit. Il n'est plus guère employé que pour l'obturation des canaux.

Les ciments qu'on emploie maintenant sont des oxyphosphates de zinc. Le liquide est une préparation d'acide phosphorique et la poudre de l'oxyde de zinc, mélangé généralement avec de la silice et du verre pulvérisé. L'acide phosphorique est présenté soit sous la forme sirupeuse, soit sous forme de cristaux.

Le Dr Telschow, de Berlin, a présenté récemment

un nouveau ciment composé d'acide fluorhydrique et d'un sel d'alumine (1).

Indications. — Les ciments s'emploient de préférence pour les dents dont les parois sont amincies ou de texture molle, et surtout pour les dents antérieures. On s'en sert aussi pour cimenter les revêtements métalliques ou pour sceller les couronnes artificielles.

Le ciment est antiseptique ; il résiste longtemps à l'action des liquides buccaux ; il est excellent pour insensibiliser la dentine (Andrieu, Coleman).

Contre-indications. — On ne peut considérer le ciment comme une substance propre à une obturation permanente très durable ; il s'use facilement par la mastication.

Il manque de durée près de la gencive. Dans le voisinage de la pulpe, il doit être placé une couche intermédiaire de gutta-percha, pour protéger l'organe pulpaire contre l'action caustique de l'acide phosphorique qui pourrait en amener la mortification.

Mode d'emploi. — La cavité destinée à recevoir le ciment doit être complètement prête à cause de la prise rapide du mélange. La *digue* peut être employée avec avantage pour cette opération.

Dans le cas où l'on emploie l'acide phosphorique sous forme de cristaux, on doit, au moment de s'en servir, le faire fondre à la flamme sans le faire bouillir, puis le laisser refroidir avant de l'employer. Il est préférable pour cela de malaxer avec la poudre sur une deuxième plaque froide.

On fait ainsi une pâte assez consistante de liquide et de poudre. La pâte roulée en cylindre est introduite dans la cavité soit en bloc, soit par fractions avec une brucelle ou une spatule.

(1) Voir *Odontologie*, 1896.

On se sert d'un fouloir plat ou d'une spatule pour égaliser la surface.

Afin de permettre le durcissement à l'abri de l'humidité, on recouvre souvent d'un vernis au copal ou au stérosel (Papot).

On peut obtenir une vitrification artificielle du ciment en passant dessus un fouloir rougi. Ce procédé augmente la dureté et la durée du ciment.

On achève de polir avec des brunissoirs.

Amalgames. — L'amalgame est composé d'un ou de plusieurs métaux associés toujours au mercure. La composition des alliages est variable et les différents métaux qui servent à les constituer sont : l'or l'argent, le platine, le palladium, l'étain, l'antimoine, le cuivre, le bismuth, etc.

Les formules d'amalgame sont extrêmement nombreuses. Dans les unes, on a cherché à atténuer la couleur grise du composé, avec l'étain par exemple. Dans d'autres, on a voulu combattre la rétraction de la substance après son durcissement dans la dent, comme avec le palladium ou l'oxyde de cuivre.

Actuellement les amalgames que l'on emploie davantage contiennent, en proportions variables suivant les formules, l'argent, l'étain, l'or et le platine. On emploie beaucoup aussi, malgré la coloration noire qu'ils donnent aux dents, les amalgames de cuivre.

Il y a de réels avantages à préparer son amalgame soi-même. La seule difficulté réside dans l'oxydation de l'étain (Andrieu).

On introduit dans un creuset un peu de borax, avant la fusion des métaux, ce qui empêche l'adhérence aux parois et dissout tout l'oxyde.

Il faut couler le lingot au moment de la fusion complète ou avant le refroidissement partiel, pour éviter que les métaux de densité plus grande ne se séparent en couches par leur propre poids.

La meilleure préparation consiste donc à fondre les métaux tous ensemble et à les couler en lingot (1). Le lingot est ensuite réduit en limaille et c'est cette limaille qu'on mélange au mercure au moment de s'en servir, en la triturant longuement dans un mortier en verre ou en porcelaine.

La masse obtenue doit être uniforme et doit durcir suffisamment en douze ou quinze minutes.

L'amalgame est très maniable, très résistant à la mastication et à l'action des divers liquides buccaux.

INDICATIONS. — L'amalgame est avantageusement employé dans les cavités d'accès difficile où l'aurification ne pourrait produire une obturation parfaite. On l'utilise aussi, lorsqu'on veut conserver les racines, soit en les entourant d'une bande de platine et en emplissant l'intérieur d'amalgame ou en les obturant simplement.

Il est très employé pour les dents d'adulte, cariées au 3e et au 4e degré.

C'est aussi un moyen de scellement pour les pivots avec gaines, les couronnes métalliques ou en porcelaine, etc.

CONTRE-INDICATIONS. — Il est très contractile et son retrait, en lui retirant une partie de son adhérence aux parois des cavités, facilite la pénétration des liquides buccaux et la formation d'autres points de carie. Les liquides buccaux le noircissent. Il donne à l'émail une coloration foncée d'aspect désagréable, il transmet à la pulpe les modifications thermiques, s'il n'a pas été isolé de cet organe par une couche de ciment ou de gutta-percha.

MODE D'OPÉRER. — On place la limaille métallique dans un mortier, on la mélange avec une quantité

(1) Voir Roy, *Thérapeutique de la bouche et des dents* (*Manuel du chirurgien dentiste*).

à peu près égale en poids de mercure (on peut employer pour cela la balance de Fletcher). On la triture jusqu'à ce qu'elle forme une pâte bien intime, puis on presse la boulette dans une peau de chamois ou un linge pour en exprimer le mercure.

On place l'amalgame dans la cavité par petits fragments, que l'on foule avec une brucelle ou un fouloir approprié. Il importe que chaque fragment soit bien tassé et qu'il tapisse toutes les cavités de la dent avant d'en ajouter un second, surtout ceux qui sont en contact immédiat avec les parois. En procédant ainsi par fraction d'amalgame et en les tassant bien, au fur et à mesure de leur introduction, on arrive à l'obturation totale de la dent. On enlève alors l'excès, on assure l'articulation, puis on procède au polissage à la séance suivante.

Le meilleur moyen pour combattre le retrait consiste, d'après le Dr Kirk (1), dans l'emploi de l'or spongieux qui absorbe l'excès du mercure. A l'aide du brunissoir, on frotte la surface de l'amalgame avec des boulettes d'or spongieux, jusqu'à ce que l'or ne blanchisse plus au contact du plombage. — On obtient le même résultat avec des feuilles d'or ou d'étain.

Amalgame de cuivre. — Cet amalgame s'emploie un peu différemment. L'amalgation est faite d'avance sous forme de boulettes dures, que l'on fait chauffer, au moment de s'en servir, dans une petite cuiller en fer, jusqu'à ce que le mercure apparaisse à la surface en fines gouttelettes. On les broie ensuite vivement dans un mortier. Puis dès que l'amalgame a la consistance pâteuse, on exprime l'excédent de mercure et on le porte par fragments dans la cavité.

On a essayé divers procédés pour diminuer la rétraction de l'amalgame.

(1) Kirk, *Progrès Dentaire*, septembre 1895.

L'absorption de l'excès de mercure, après l'obturation que nous venons d'indiquer, est un de ces procédés. On a voulu doser la quantité de mercure employé avec la balance de Flechter.

On a essayé aussi de varier les différents métaux entrant dans la combinaison de l'amalgame, et à ce propos le palladium est le métal qui a donné le moins de retrait (Tomes).

Tomes a fait récemment, dans le même but, des tentatives, dont la principale consistait dans l'emploi du ciment pour les parois de la cavité et de l'amalgame pour la partie centrale et externe (1).

Nous-mêmes avons entrepris à ce sujet diverses expériences, dont les résultats ont été communiqués au Congrès de Bordeaux en 1895. Nous avons obtenu un minimum de retrait, soit en mélangeant pendant l'obturation des morceaux de vieil amalgame, avec l'amalgame frais ou ancien, soit en beurrant le fond et les parois de la cavité avec de l'amalgame frais et en emplissant le reste de la cavité avec un mélange de parties égales d'amalgame frais et de poudre d'amalgame vieux (2).

On a également conseillé dans le même but d'employer l'amalgame très sec, soit avec le minimum de mercure, et de le fouler au maillet automatique.

Étain. — Indications. — Pour les dents imparfaitement calcifiées, l'étain est une excellente matière d'obturation (Dubois).

Dans certains cas, sa supériorité sur l'or provient des combinaisons que ce métal forme avec les agents chimiques de la bouche et qui favorisent le durcissement des tissus dentaires avec lesquels il est en contact.

Contre-indications. — Il n'offre pas beaucoup de

(1) Tomes, *Odontologie*, 1895.
(2) Voir *Odontologie*, 1895.

résistance, quand il est employé pour les faces triturantes.

Son maniement est aussi difficile que celui de l'or.

Mode d'opérer. — Le mode d'opérer est analogue à celui de l'or non adhésif (1).

On l'emploie, parfaitement pur, en feuilles préparées en forme de rubans et de cylindres.

Il doit être mailleté au fouloir lisse, pour éviter de le déchirer. On termine au brunissoir monté sur le tour.

§ 2. — *Méthodes d'aurification.*

Or, Aurification. — L'obturation des dents avec l'or est désignée sous le nom d'*aurification*. L'aurification se pratique en employant l'or sous trois formes différentes : 1° or *cristallisé* ou en *éponge;* 2° or *mou, non adhésif* ou *non cohésif;* 3° or *adhésif* ou *cohésif.*

Indications générales. — Son emploi est indiqué dans la majorité des cas.

L'or se rapproche le plus de la substance idéale d'obturation (Andrieu).

Il n'a pas de retrait.

Les acides de la bouche n'ont pas d'action sur lui.

Sa malléabilité permet facilement son adaptation aux parois.

Il est l'agent conservateur de la dent par excellence.

Au point de vue mécanique, il offre une résistance très grande.

Contre-indications. — « La très grande faiblesse des parois, la mollesse excessive de la dentine, l'inaccessibilité des cavités, les caries du collet étendues sur la face labiale, sont des contre-indications de son emploi » (Dubois).

Sa couleur a soulevé aussi quelques objections.

(1) Voir page 221.

Or cristallisé ou en éponge. — L'or cristallisé est une des premières préparations d'or employées pour l'aurification des dents.

Il marque la transition entre les substances d'obturation plastiques et les substances non plastiques. En effet, il semble, comme les diverses pâtes, facile à porter et à presser dans les cavités. Seulement il se réduit aisément en poussière et se désagrège dans le voisinage de la gencive et près des bords des cavités.

Par suite de ses qualités plastiques, il a joui souvent d'une certaine vogue. Il était beaucoup moins employé, ou employé uniquement pour le fond des cavités, lorsque pendant ces dernières années, des tentatives diverses ont été faites pour en généraliser l'emploi et notamment sous une forme nouvelle, dite l'*or Solila* du Dr de Trey.

Cet or semble présenter des qualités de malléabilité particulières, qui le rendent d'un usage très pratique et il offre de grandes facilités pour garnir les parois des cavités dentaires sans points de rétention.

Mode d'emploi. — On place d'abord un gros morceau, à peu près du volume de la capacité de la cavité à obturer ; sa condensation est très prompte. On complète par des morceaux plus petits. On doit fouler les morceaux au début de l'obturation au moyen de larges pointes, puis terminer avec des pointes plus fines pour les bords.

Avant de l'employer, on le chauffe sur une plaque en mica pour le débarrasser de ses impuretés.

Les instruments spéciaux employés consistent en une série de trente fouloirs, dont six au moins sont indispensables.

Ce sont les numéros 3, 5, 6, 7, 9 et 28 de Kölliker (fig. 16 à 21).

« Ils s'emploient en roulant la pointe de l'instrument sur la couche d'or à condenser. » L'instrument étant tenu, le manche entre le pouce et l'index et la pointe passant entre le médius et l'annulaire (1).

On a beaucoup exagéré la rapidité avec laquelle on pouvait employer l'or cristallisé, que l'on a comparé à tort à l'amalgame. Quelle que soit sa marque de fabrique, et elles sont nombreuses, il exige beaucoup de soins quant à la sécheresse nécessaire, à la rétention et à la condensation des divers morceaux, et d'une manière générale, quant aux

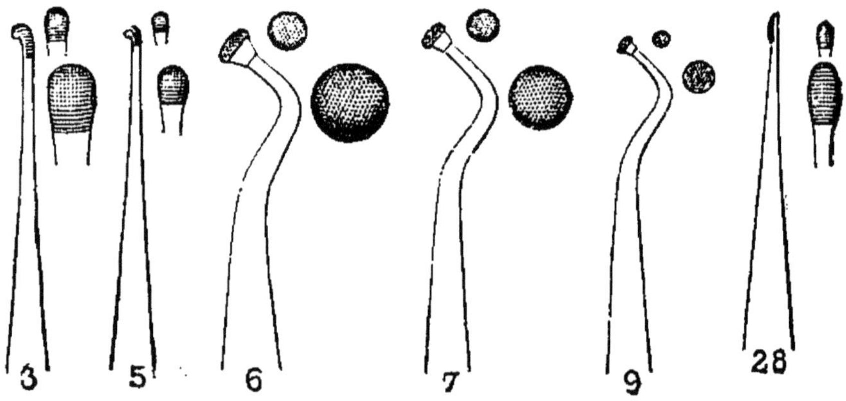

Fig. 16 à 21. — Fouloirs du Dr E. de Trey. (Kölliker).

diverses précautions qu'exige l'aurification pour être réussie.

La préparation de la cavité est analogue à celle que nécessite l'emploi des substances d'obturation plastiques, tronc de cône ou de pyramide. Les points de rétention ne sont pas utiles.

Or mou, non adhésif ou non cohésif. — L'or mou est employé en feuilles préparées sous forme de rubans ou de cylindres, ou de cylindres et de rubans combinés ; il ne doit pas être chauffé.

On coupe la feuille d'or en une ou plusieurs larges

(1) Voir Dr E. Sauvez et Toulouse, *L'or Solila du Dr E. de Trey* (*Odontologie*, 1896).

bandes, on la replie sur elle-même pour former des rubans plats d'une longueur un peu plus grande que celle de la hauteur de la cavité.

Les cylindres se font à l'aide du ruban que l'on roule sur lui-même. Les deux extrémités du cylindre doivent être bien planes. On en fait de plusieurs calibres.

On peut encore rouler la feuille d'or tout entière sur un fil d'acier et couper le long cylindre, ainsi obtenu, en une série de petits cylindres un peu plus longs que la profondeur de la cavité.

On peut aussi se servir de cylindres tout préparés vendus dans le commerce sous le nom de *compact cylinders*.

Préparation de la cavité. — La forme la plus favorable à donner à la cavité, pour l'obturation à l'or non adhésif, est celle d'un cône tronqué se rapprochant le plus possible de la forme cylindrique, c'est-à-dire ayant des parois parallèles et sans points de rétention ; une rainure est souvent nécessaire.

Instruments. — On emploie les fouloirs de différentes formes (fig. 22 à 28) et, pour condenser, le maillet à main ou les daviers de Gaillard ou de Flagg.

Mode d'opérer. — a. *Or en rubans.* — L'or non adhésif peut être employé en rubans foulés dans la cavité en accordéon debout, dont on tasse ensuite les plis dépassants ou en morceaux de ruban placés en croix, dont on rabat ensuite les extrémités.

b. *Or en cylindres.* — On introduit dans la cavité, à l'aide d'une presselle à aurifier, un premier cylindre, que l'on adosse à la paroi la plus résistante. On place un second, puis un troisième cylindre debout, à côté du premier.

On emplit ainsi la cavité progressivement, en ayant soin de bien faire pénétrer jusqu'au fond chaque cylindre. La cavité bien remplie, on prend un fouloir pointu et on pratique au centre, en écartant les cylindres ainsi placés, une ouverture destinée à recevoir de nouveaux cylindres. A ce moment, on exerce le foulage des extrémités de cylindre

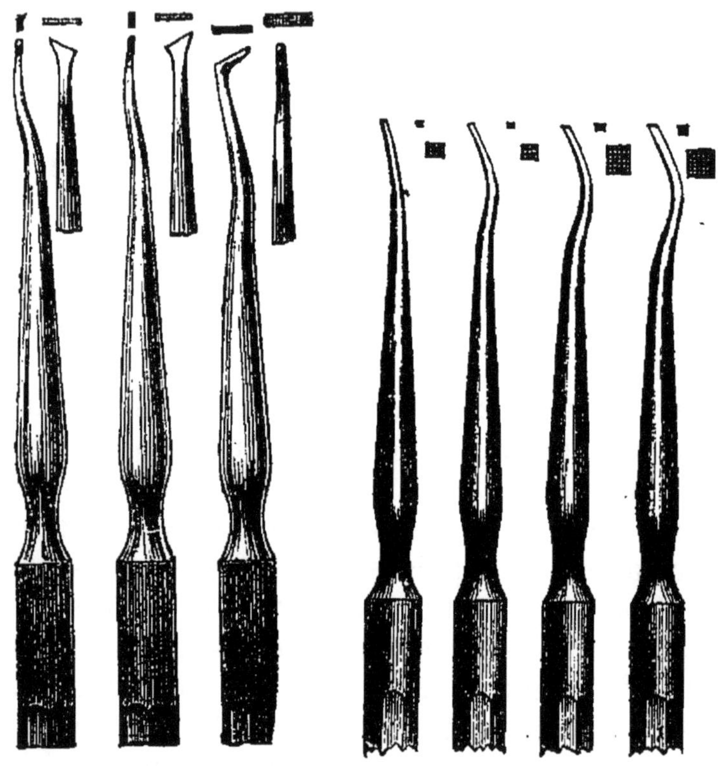

Fig. 22 à 28. — Fouloirs pédiliformes, pour introduire et condenser l'or dans les grandes cavités.

qui dépassent la cavité, en se servant du maillet à main ou du davier à condenser.

« L'emploi du maillet automatique est absolument contre-indiqué (1). »

Les cylindres doivent être placés dans la cavité à la façon de cigares placés dans un verre et serrés de telle sorte qu'un cigare enfoncé supplémentairement empêcherait la sortie de tous les autres (Tomes).

(1) Chauvin, *Odontologie*, 1885.

c. *Or en cylindre avec rubans.* — La cavité préparée est garnie, comme précédemment, de cylindres. Mais l'espace vide central est obturé au moyen de ruban d'or replié sur lui-même en forme d'accordéon.

Chaque pli doit être bien comprimé, et, une fois la cavité remplie, on ramène sur l'aurification les bouts de cylindres restant hors de la cavité et on condense le tout.

Or adhésif ou cohésif. — L'or cohésif s'emploie en feuilles. L'or en feuilles se trouve chez les fournisseurs, dans des cahiers, sous les n°s 4, 6, 10, 20, 40, 60, 80, 120.

On emploie le plus souvent le n° 4.

La feuille d'or se plie en rubans de plusieurs dimensions que l'on coupe ensuite en rectangles ou en losanges. On roule aussi l'or en cordelettes, en repliant grossièrement, dans une serviette, une feuille sur elle-même et en lui faisant subir une espèce de torsion sans trop serrer.

Avant de s'en servir, on doit faire subir le recuit aux morceaux d'or cohésif, en les passant directement à la flamme d'alcool, ou en les chauffant sur une plaque de mica ou de platine, ce qui augmente la propriété d'adhésivité spéciale à cette préparation d'or et qui forme la base de ce procédé d'aurification (1).

Préparation de la cavité. — « Le point essentiel pour la forme à donner à la cavité est que l'opérateur, une fois cette forme obtenue, puisse exercer, sur chaque fragment d'or qu'il y introduira, une pression directe » (Andrieu).

La cavité doit être en forme de tronc de cône, de pyramide ou cylindrique ; les parois doivent être très lisses et très polies.

(1) Robert Arthur, *A Treatise on the use of adhesive gold foils*, 1857.

Des points de rétention sont le plus souvent nécessaires. On en fait deux dans la partie cervicale de la cavité ; on en fait un troisième vers le bord libre de la couronne, si la cavité est triangulaire, et un quatrième, si elle est carrée.

Une des conditions expresses, dans l'aurification à l'or adhésif, est l'*exclusion absolue de toute humidité*. L'emploi de la digue est donc indispensable et la pompe à salive souvent utile.

Malgré les précautions prises, si la salive arrivait au contact de l'or, on emploierait immédiatement un absorbant, ou un courant d'air chaud, et l'on devrait remplacer le morceau d'or qui aurait été atteint.

MODE D'OPÉRER. — On prend un morceau d'or avec la brucelle et on garnit avec le fouloir (1) d'une main ferme, le premier point de rétention voisin du bord cervical. On le condense ensuite avec le maillet. De la solidité d'attache de ce premier morceau dépend tout le succès de l'opération.

L'aurification se fait ensuite graduellement, en foulant l'or avec le fouloir, puis avec le maillet à main ou le maillet automatique d'Abbott, après avoir garni d'abord les deux points de rétention du bord cervical.

L'obturation sera étagée et élevée par plans successifs. Avant de compléter l'opération, on essayera avec la rugine la solidité du bloc. En cas d'ébranlement d'une partie, on devra la détacher et recommencer l'aurification partiellement ou totalement. Les points de rétention du bord voisin de la couronne sont garnis en dernier. Ils forment des coins destinés à compléter la solidité de l'aurification.

La condensation s'achève avec le maillet.

(1) La collection de fouloirs la plus usitée pour l'or adhésif est celle de Head ou de Warney.

L'excédent s'enlève avec les rifloirs, les fraises ou les meules.

Articulation. — On termine en articulant la masse obturatrice avec la dent antagoniste à l'aide du papier à articuler, au moyen de la meule ou de la fraise et l'on polit à la ponce et au brunissoir.

Méthode rotative d'aurification à l'or adhésif, dite de Herbst. — Le foulage de l'or par cette méthode se fait uniquement avec le brunissoir monté sur le tour dès le début de l'opération.

Préparation de la cavité. — La cavité est préparée sans points de rétention ; seulement elle doit être plus large au fond qu'à l'orifice (tronc de cône ou de pyramide).

Instruments. — Cette méthode exige certains instruments spéciaux (fig. 29 à 38).

1° *Explorateur.* — Instrument droit, dont l'office consiste à explorer et à sonder les parties mal ou peu obturées.

2° *Fouloir cylindrique droit.* — Sans hachures, ni rayures.

3° Le même un peu plus gros.

4° Fouloir à angle obtus.

Ces quatre instruments s'emploient à la main.

5° Instruments cylindriques et en forme de cône, montés sur le tour. Ces instruments peuvent être en pointe d'agate.

Mode d'opérer. — La cavité bien desséchée, on y introduit avec la presselle un ou deux cylindres d'or non recuits couchés à plat, que l'on condense au fond et sur les parois avec des brunissoirs montés sur tour.

Les parois bien garnies, on essaye et on sonde la couche d'or avec l'*explorateur*.

Avant d'appliquer la seconde couche, on dépolit légèrement la surface de la première couche, à l'aide d'un instrument spécial qui donne à l'or un aspect mat.

On procède ainsi jusqu'à la dernière couche, en ayant soin de recuire les fragments d'or avant de les employer.

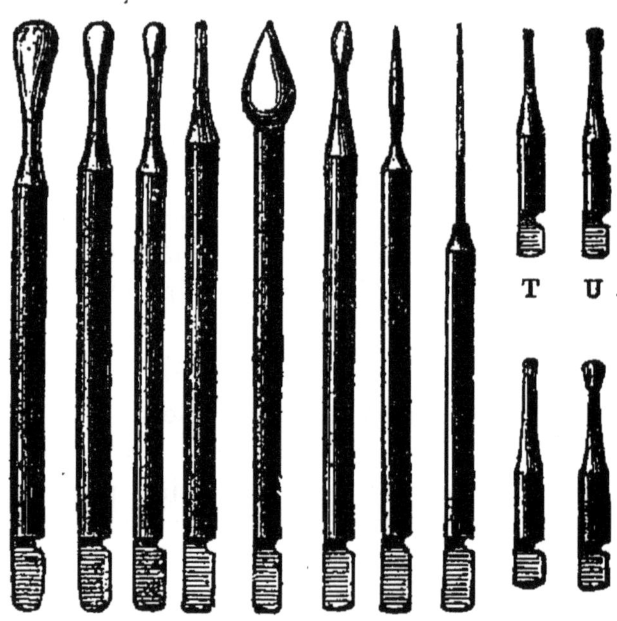

Fig. 29 à 38. — Instruments pour la méthode d'aurification par rotation de M. Herbst. — T. U. Pointes allant sur la pièce à main à angle droit.

L'aurification s'achève par les procédés indiqués pour l'or adhésif et souvent en cessant la rotation pour les derniers morceaux (1).

On peut fouler les morceaux d'or, au début de l'aurification, en introduisant dans la cavité après les premiers cylindres une boulette de coton, sur laquelle on presse au moyen d'un brunissoir monté sur le tour.

Avantages de la méthode. — Elle supprime la souf-

(1) Voir Heidé, *Odontologie*.

france et l'ébranlement occasionnés par l'emploi du maillet.

Elle permet d'obtenir, par la compression rotatoire, une plus forte adhérence aux parois et une grande rapidité d'exécution.

INDICATIONS DES DIVERSES MÉTHODES D'AURIFICATION. — De l'examen de ces diverses méthodes, il résulte les indications générales suivantes :

1° L'or cristallisé est indiqué, lorsque les parois sont fragiles.

2° L'or mou ou non cohésif, dans les cavités centrales, avec des parois bien résistantes.

3° L'or adhésif, lorsqu'il faut non seulement remplir la cavité, mais encore donner à l'obturation les contours de la partie manquante que l'on désire reconstituer.

§ 3. — *Substances combinées.*

Gutta-percha et différentes matières. — La gutta-percha, employée avec les ciments et les substances métalliques, produit d'excellents effets au contact des tissus sensibles.

Nous avons déjà dit qu'elle était un excellent procédé d'isolement de la dentine sensible, contre l'action caustique des ciments ou les influences thermiques des substances métalliques.

En conséquence, dans les caries du 2e degré, voisines de la pulpe par exemple, il est bon de garnir d'une feuille mince de gutta le fond de la cavité, après l'avoir préalablement badigeonnée d'une couche d'une solution de gutta-percha dans le chloroforme.

Il en est de même pour les obturations métalliques, amalgame ou or, chaque fois que l'on a lieu de craindre la sensibilité de la dentine ou de la pulpe.

Pourtant, la masse obturatrice doit être placée de

façon à ne pas prendre son point d'appui sur la gutta-percha, qui n'offre pas une résistance suffisante.

La solution de gutta-percha dans le chloroforme suffit le plus souvent.

Ciment et amalgame. — Ce mélange se fait de diverses façons :

1° En ajoutant de l'alliage pour amalgame à de la poudre de ciment ;

2° En juxtaposant une obturation au ciment sur une base d'amalgame ou réciproquement.

Le ciment, mélangé avec l'amalgame, a pour but d'augmenter la résistance mécanique du ciment ; pourtant ce mélange se désagrège dans le voisinage de la gencive.

Le procédé qui consiste à faire séparément le ciment et l'amalgame, l'un servant de base à l'autre, a pour but d'utiliser les qualités de résistance mécanique de l'amalgame et l'adaptation parfaite aux parois ou la coloration du ciment.

Ainsi, dans une cavité *corono-médiane* de bicuspide ou de molaire, la partie voisine du bord cervical peut être obturée avec l'amalgame, tandis que la partie visible, latérale et coronale est obturée au ciment.

Dans une cavité triturante au contraire, on peut placer le ciment au fond ou contre les parois de la cavité, l'amalgame le recouvrant.

Ciment et étain. — Les obturations faites avec le mélange de ciment et d'étain protègent fort bien la dent près du bord cervical et empêchent la marche progressive de la carie, comme le mélange précédent ; seulement l'amalgame n'offre pas immédiatement, comme l'étain, un plan bien solide au ciment pour terminer l'obturation immédiate.

L'étain en cylindre ou en ruban est foulé à l'aide d'un fouloir près du bord cervical de la cavité, puis on complète l'obturation avec du ciment.

Ciment et or. — On peut dire de la combinaison du ciment et de l'or ce que nous avons déjà dit de celle de l'amalgame ou de l'étain et du ciment, elles ont les mêmes indications.

La combinaison d'or et de ciment n'est défendable que pour les dents antérieures (Dubois).

Les obturations d'or et de ciment associés ne sont durables qu'à la condition que la couche de ciment n'atteigne pas l'émail des bords de la cavité et se trouve absolument mise à l'abri de l'action des liquides de la bouche par l'aurification qui la recouvre (Andrieu).

Dans ce cas, le ciment protège la dentine sensible contre les influences thermiques que transmettent les substances métalliques.

Amalgame et or. — Ces substances s'associent de trois manières différentes :

1° On obture les cavités avec de l'amalgame, puis après durcissement on creuse moitié dans la dent, moitié dans l'amalgame, un sillon périphérique que l'on remplit d'or (procédé Perry).

Ce procédé met l'amalgame à l'abri du contact des aliments et combat son retrait et sa coloration.

2° On peut opérer en une séance en employant l'amalgame bien sec, puis on achève immédiatement avec l'or.

On place au contact de l'amalgame de l'or cristallisé; quand celui-ci a absorbé l'excédent de mercure, l'obturation peut être achevée, avec de l'or en feuilles. Quand une paroi manque, on emploie une matrice solidement fixée.

Or et Étain. — Excellente combinaison pour la conservation des dents, à cause de l'action électrochimique qui se produit entre les deux substances et « qui exerce une influence sur la texture de la dentine, laquelle, de molle qu'elle était, acquiert de la résistance » (Dubois).

Au bout de cinq à six mois, sa dureté est remarquable.

Ce mélange s'emploie avec succès pour les dents d'adolescents et pour celles de mauvaise qualité.

Cette combinaison est souvent rejetée à cause de sa couleur gris fer.

Mode d'opérer. — L'or et l'étain sont foulés, soit en cylindres séparés, l'étain d'abord, l'or ensuite, soit combinés en cylindres de feuilles d'or et d'étain roulés ensemble. Pour les cavités visibles, on achève l'obturation avec de l'or cohésif ou non.

Or non cohésif et or cohésif. — On a mélangé également ces deux préparations d'or pour bénéficier de leurs qualités différentes :

1° On emploie pour commencer l'obturation, l'or mou, à cause de son adaptation parfaite aux parois de la cavité ;

2° Pour terminer, l'or cohésif, afin de restaurer les contours de la dent.

Mode d'opérer. — On emploie les cylindres d'or non cohésif pour le fond et les parois des cavités, puis on achève avec de l'or en feuilles chauffé.

On doit observer les diverses précautions déjà indiquées précédemment pour l'aurification à l'or adhésif.

§ 4. — *Morceaux d'émail, de porcelaine, émaux de verre, plaquettes métalliques.*

Les procédés d'obturation à l'aide des morceaux d'émail sont multiples.

Tantôt on se sert de morceaux de dents naturelles, que l'on découpe à la scie, que l'on ajuste et que l'on fixe dans la cavité avec une matière obturatrice quelconque, le ciment le plus souvent ; on y ajoute quelquefois une petite tige métallique formant pivot. On emploie ce dernier procédé, surtout lorsque la pulpe est mortifiée. Tantôt on se sert de morceaux de dents de porcelaine. Dans ce cas, on pratique dans la dent à restaurer une cavité, dont les bords sont régularisés et à laquelle il est fait une rainure. Le morceau servant à l'obturation est ajusté à la meule selon la forme exacte de la cavité. La fixation se pratique au moyen de ciment délayé clair ou d'amalgame.

Morceaux de porcelaine. — Il existe chez les fabricants des morceaux de porcelaine cylindriques, de différentes nuances, préparés d'avance (How, Dall). A ces cylindres correspondent des fraises de même diamètre, qui permettent de pratiquer sur la dent une cavité de même calibre que le morceau de porcelaine qu'on fixe avec du ciment ou de la gutta.

Au moyen d'une meule en corindon, on complète l'opération en usant la saillie que peut offrir le cylindre obturateur, pour mettre le tout au même niveau.

Émaux de verre. — Enfin on a préconisé dans le même but des émaux de verre fusant à basse température (Richter).

Dans ce cas, la cavité étant préparée, on prend l'empreinte à l'aide d'une feuille d'or à aurifier, que l'on pousse dans la cavité avec une boulette d'ouate et que l'on retire avec précaution sans la déformer. On prend deux ou trois empreintes pour plus de sûreté. Puis dans cette empreinte formant cupule, on met la pâte d'émail, que l'on fait fondre au-dessus d'une lampe à alcool ou d'un bec de Bunsen.

Le morceau d'émail fondu, sitôt détaché de la feuille d'or qui lui a servi de moule, est prêt à être appliqué dans la dent.

Il y est fixé avec du ciment assez clair introduit dans la cavité.

Pour placer le morceau d'émail, on le mouille sur sa face externe avec le liquide sirupeux du ciment; cela permet de le fixer au bout d'une petite spatule et de le porter facilement dans la cavité. Lorsque cette opération est bien réussie, le morceau d'émail constitue l'idéal de la substance obturatrice. Pourtant sur les points où il y a un effort à supporter, il ne saurait offrir, la plupart du temps, une résistance suffisante, aussi réserve-t-on son emploi pour les faces labiales des dents antérieures.

On a préconisé aussi l'insertion de morceaux de corail blanc (Guerini).

Plaquettes métalliques. — On emploie également des plaquettes d'or ou de platine pour recouvrir les obturations au ciment ou à la gutta-percha et les rendre ainsi plus durables.

La dent étant préparée, une plaque d'or fin, d'une épaisseur correspondante au 8 de la filière environ, est ajustée sur les bords de la cavité et articulée avec la dent antagoniste. Puis on y soude quelques petites attaches au centre ou à la périphérie (Barrié). La dent est alors obturée au ciment ou à la gutta-percha et la plaque y est fixée avant durcissement de la matière obturatrice. La plaque métallique peut être, suivant son importance, ajustée immédiatement dans la bouche du patient ou sur un moule, après prise d'empreinte.

Article III. — Restauration totale d'une dent a l'aide des couronnes artificielles.

Lorsque la plus grande partie de la couronne de la dent est détruite, soit par suite de la carie, soit accidentellement, une obturation ne peut suffire pour réparer la perte de substance et permettre à la dent de remplir sa fonction physiologique. Cependant, si la racine et le canal radiculaire ont été convenablement traités, suivant les prescriptions indiquées aux chapitres précédents, et la racine solidement implantée dans l'alvéole et non douloureuse à la percussion, il est encore possible de restaurer la dent. Dans ce cas, on a recours aux couronnes artificielles.

L'opération consiste donc à fixer sur des racines dentaires solides, privées de leur couronne naturelle, des couronnes artificielles.

Ces couronnes se divisent en deux classes principales :

1° Les couronnes ou coiffes métalliques;

2° Les couronnes en porcelaine.

§ 1er. — *Couronnes ou coiffes métalliques.*

Les couronnes métalliques ont la forme extérieure de la couronne naturelle qu'elles remplacent. Elles recouvrent en totalité la partie externe de la racine qu'elles enserrent à son collet. L'intérieur de la couronne est rempli avec une substance obturatrice plastique, généralement du ciment, qui sert à la sceller sur la racine.

Les modes de construction et de fixation des couronnes sont extrêmement nombreux, ce procédé de restauration des dents ayant depuis quelques années pris une grande extension.

Préparation de la racine. — Nous ne reviendrons pas sur le traitement des racines, que nous avons déjà indiqué, au sujet de la carie du 3e et du 4e degré. Il est applicable dans ce cas, toute racine pouvant être considérée comme cariée au 3e degré, si les rameaux radiculaires sont encore vivants ; au 4e degré, s'ils sont mortifiés.

Nous supposons donc la ou les racines guéries, le ou les canaux obturés. La préparation spéciale de la racine, dans ce cas, consiste à réséquer à la pince, ou à la meule de corindon, les parties d'émail ou d'ivoire fragiles, à donner à la partie restante de la dent une forme régulière, cylindrique, la face masticante plane, les faces latérales parallèles, ou très légèrement obliques, afin que le collet soit légèrement en retrait. Pour le succès de l'opération, il faut que les bords voisins de la gencive, c'est-à-dire tout le contour du collet, soient formés de tissu non carié, résistant et qu'ils dépassent la gencive d'au moins 2 millimètres de hauteur.

Il faut ensuite préparer l'intérieur de la racine, en y creusant une cavité destinée à recevoir la substance obturatrice qui servira à sceller la couronne. Cette cavité devra, soit par sa forme intérieure, soit à l'aide d'une rainure ou de points de rétention, être construite de telle sorte que la substance obturatrice y soit solidement maintenue. Il suffit pour cela de s'en tenir aux règles que nous avons déjà fixées pour l'obturation.

Préparation de la couronne. — Les modes de construction des couronnes sont très nombreux.

On a préconisé divers procédés ; on trouve, chez les fabricants, des couronnes métalliques préparées d'avance ; le procédé que nous employons est très simple et permet de faire une couronne séance tenante, en très peu de temps.

Le métal employé pour la confection des couronnes métalliques est généralement de l'or fin, d'une certaine épaisseur (au 8 de la filière française). On prend au collet le contour extérieur de la racine, à l'aide d'un fil de fer très mince, ou mieux avec le baguier de Herbst. On découpe une bande d'or fin, de la longueur ainsi obtenue et de la hauteur de la couronne à construire ; on tourne en forme de bague la bande d'or, dont on soude ensemble les deux extrémités au-dessus d'une lampe à alcool ou d'un bec de Bunsen. Puis on essaye cet anneau sur la racine ; si l'on a bien pris ses dispositions, si la racine a été bien préparée, l'anneau doit entrer facilement sur la racine, en la serrant légèrement au collet et pénétrer un peu au-dessous du bord gingival.

On articule avec la dent antagoniste le bord opposé de l'anneau, puis on le recouvre d'une plaque d'or fin, placée horizontalement et sur laquelle on fait mordre plusieurs fois la dent antagoniste, afin de se rendre compte de l'articulation que l'on ajuste.

On soude ensuite cette plaque à l'anneau, on lime les parties qui dépassent et l'on polit.

Quelques praticiens donnent à cette plaque la forme de la partie triturante de la dent qui doit être remplacée, en l'estampant sur de petits modèles en zinc ou en métal d'Arcet préparés d'avance.

D'autres reproduisent les tubercules, en faisant fondre sur la plaque superficielle de la couronne de petits morceaux d'or, si cette plaque est en platine, ou des petits morceaux de soudure, si elle est en or ; ils les sculptent et les polissent ensuite.

On a indiqué pour la construction des couronnes un autre procédé qui consiste à faire cette couronne en un seul morceau, soit en taillant la bande d'or en croix de Malte, les quatre coins devant se réunir et être soudés à leur quatre lignes latérales de réunion (Heide), ou encore en repoussant la couronne tout entière dans une bande d'or sans aucune soudure.

Mode de fixation des couronnes. — La couronne ou coiffe étant ainsi préparée, il reste à la fixer. Les moyens de rétention de la couronne sont :

1° Son ajustement parfait autour du collet de la racine ;

2° La masse obturatrice qui servira à la sceller ;

3° La forme de la cavité intérieure de la racine ;

4° On ajoute souvent à ces divers moyens des tiges métalliques, fixées dans les racines pour former pivot ou agrafes et prises au milieu de la masse obturatrice.

Pour fixer la coiffe, on sèche parfaitement la racine, puis on emplit la couronne de ciment clair ou de gutta-percha et on la met en place en pressant fortement. On place une feuille de papier absorbant ou d'étoffe sur la couronne et l'on fait articuler le malade, afin de s'assurer que la dent antagoniste n'est pas gênée.

Quelques praticiens font un petit trou sur la face triturante avant la mise en place de la couronne afin de permettre à l'air ou au trop-plein de ciment de s'échapper, puis ils l'aurifient ensuite.

La couronne étant en place, il faut passer le brunissoir tout autour du collet, pour faire appliquer les bords aussi exactement que possible.

Les couronnes métalliques sont surtout employées pour la restauration des bicuspides ou des molaires. On ne les emploie pas pour les dents antérieures, à cause de l'effet disgracieux produit par cette masse d'or en avant de la bouche.

On a proposé pourtant d'y remédier en fixant sur la face labiale de la couronne métallique une dent plate de porcelaine (Heide).

§ 2. — *Couronnes en porcelaine.*

Les couronnes en porcelaine sont employées surtout pour les dents antérieures. Elles peuvent être fixées sur les racines par des coiffes ou des pivots métalliques, avec ou sans coiffes.

Couronnes de porcelaine avec coiffe métallique. — La préparation de la racine est un peu différente de celle des couronnes métalliques ; en effet la coiffe doit recouvrir la racine, comme un capuchon, et ne doit pas être vue sur la face labiale de la dent.

Aussi la racine doit être limée au niveau de la gencive, horizontalement et la partie labiale légèrement oblique; puis il faut faire, autour de la racine, sur un millimètre au moins de hauteur, une résection de tissu pour donner à cette partie de la racine qui doit être recouverte par la coiffe une forme tout à fait cylindrique avec un épaulement. La pince de Bing est utilement employée dans ce but.

La racine ainsi préparée, on en prend le diamètre et l'on exécute la coiffe, comme il a été dit pour les couronnes métalliques, un anneau d'abord, son couvercle ensuite. On soude, puis on met la coiffe en place et l'on ajuste dessus une dent ordinaire en porcelaine, que l'on articule. La dent de porcelaine, étant ajustée, est plaquée et fixée à la coiffe avec de la cire, puis sortie de la bouche avec précaution, soudée et polie.

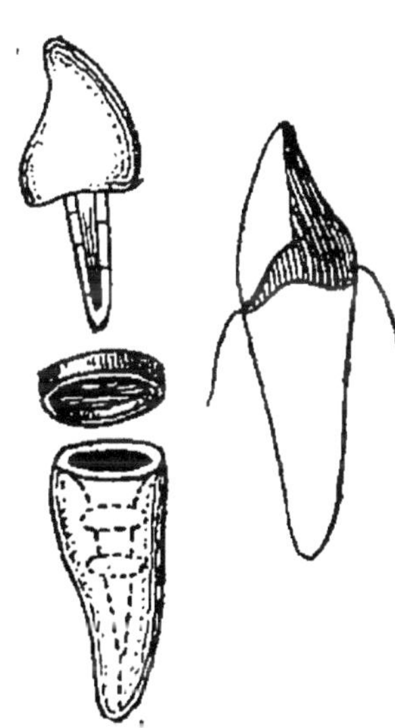

Fig. 39. — Dents avec bague (P. Dubois).

Mise en place de la couronne de porcelaine avec coiffe. — La dent ainsi préparée est scellée à la racine avec du ciment très clair. Pour que l'opération soit réussie, il est nécessaire que la coiffe tienne déjà fortement à la racine avant l'application du ciment.

Quelques opérateurs, pour obtenir une garantie plus grande de solidité de la dent, ajoutent à la coiffe un petit pivot central, qui pénètre dans le canal radiculaire de la racine (fig. 39).

Couronnes de porcelaine avec pivot. — Il est d'autres procédés de fixation des couronnes de porcelaine. Les plus communément et les plus anciennement employés sont les pivots fixés dans la racine.

Nous ne les passerons pas ici en revue (1), on les retrouvera dans le volume consacré à la prothèse (2). Il nous suffira de les énoncer rapidement. Ce sont les couronnes fixées par des pivots de bois, de platine, d'or, les pivots avec gaines dans la racine,

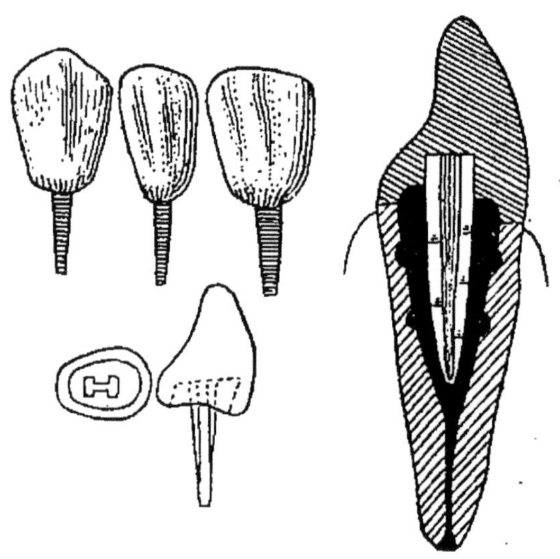

Fig. 40 et 41. — Dents de Logan (P. Dubois).

gaine ovale (Dubois), gaine avec pivot à 8 pans (Conteneau), etc.

Nous décrirons pourtant le procédé de fixation de la couronne de porcelaine, dite *dent Logan* (fig. 40 et 41), qui est très employée.

Les couronnes de ces dents sont toutes en porcelaine. Le pivot est en platine de forme pyramidale et

(1) Nous n'indiquons, dans ce chapitre, que les restaurations qui peuvent s'exécuter tout entières dans le cabinet du dentiste.

(2) Martinier, *Prothèse dentaire* (*Manuel du Chirurgien dentiste*).

en double fer à T. On élargit le canal de la racine de façon à y permettre l'entrée aisée de ce pivot. On pratique, dans ce canal agrandi, des rainures circulaires, destinées à retenir la matière obturatrice, puis on ajuste la dent sur la racine, on l'articule et on la scelle au moyen de la gutta-percha ou du ciment. Les molaires Logan ont deux pivots.

Une autre forme de couronnes analogues est la *dent de Bonwill* (fig. 42 et 43). Les pivots sont indépendants de la couronne artificielle. Ils se fixent séparément dans la racine; puis la couronne, remplie de ciment ou d'amalgame, est fixée au-dessus, après avoir été préalablement ajustée et articulée.

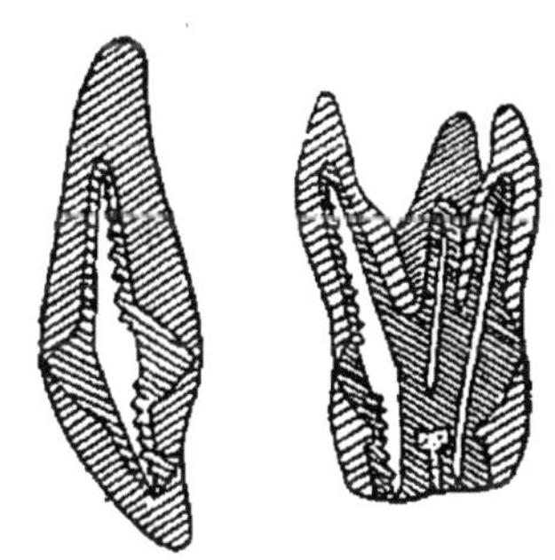

Fig. 42 et 43. — Dents de Bonwill (P. Dubois).

§ 3. — *Indications et contre-indications.*

Les divers systèmes de restauration énumérés trouvent leur application dans les cas suivants :

1° Pour les dents postérieures 1re, 2e ou 3e molaires, la couronne dite *coiffe métallique* est préférable.

2° Pour les dents antérieures, incisives et bicuspides, les couronnes en porcelaine seront d'un emploi plus judicieux.

3° Dans le cas d'un remplacement immédiat d'une dent antérieure, on a le choix entre :

a. La couronne naturelle ou la couronne en porcelaine à pivot de bois ;

b. La couronne de porcelaine plate à pivot métallique simple, soudé à l'étain ou à l'or ;

c. La couronne de porcelaine, dite dent Logan.

4° Si le remplacement peut être différé, le pivot à tube ou à gaine peut être employé.

5° Si la racine est fortement endommagée, la fragilité de ses parois nécessite une dent avec pivot à gaine. Ce procédé est indiqué, à cause de la solidité que donne l'amalgame qui fixe le tube.

6° Pour une articulation difficile, on donnera la préférence à la dent plate avec plaque métallique.

D'une manière générale, les couronnes artificielles sont avantageusement employées :

1° Lorsque la partie restante de la couronne n'offre plus assez de solidité pour l'obturation et que les fragments en sont fort déchiquetés ;

2° Pour les caries qui n'ont détruit que la couronne, sans endommager la racine ;

3° Pour les dents dont la couronne a été fracturée accidentellement.

§ 4. — *Principales dents prothétiques avec leurs perfectionnements.*

Les divers systèmes de couronnes de porcelaines sont extrêmement nombreux. Nous en avons déjà indiqué quelques-uns : Logan, Bonwill ; nous énumérons seulement les principaux, présentant quelque perfectionnement intéressant.

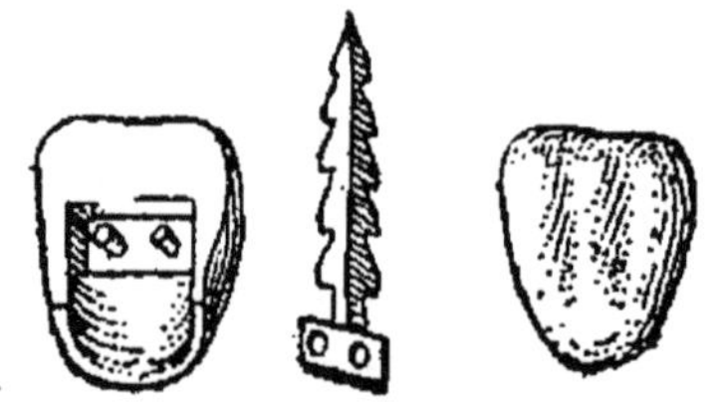

Fig. 44 à 46. — Dents de Weston (P. Dubois).

Dent de Richmond ou Brown. — Le perfectionnement de ce système repose sur la facilité d'insérer le pivot dans la racine. La couronne à sa base est excavée et le scellement du pivot se fait sans difficulté. On pratique aussi des encoches longitudinales le long du pivot, ce qui lui donne un moyen d'attache assez solide dans la racine.

Dent Weston (fig. 44 à 46). — Le pivot est terminé par une plaquette métallique que l'on fixe sur la surface plane et intérieure de la couronne disposée à cet effet. La forme du pivot est pyramidale et il porte, tout le long, des encoches qui augmentent sa fixité dans la racine, quand il pénètre dans la matière obturatrice.

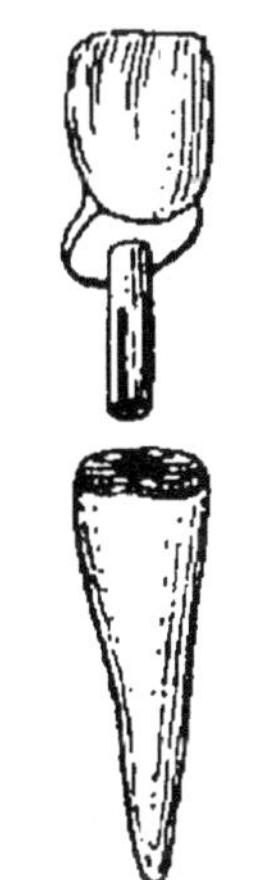

Fig. 47. — Dents de Liech (P. Dubois).

Ce système ne s'emploie que pour les incisives et les canines.

Dent de Liech (fig. 47). — Le pivot est creux et fendu longitudinalement dans la partie à insérer dans le canal radiculaire ; ce canal est lui-même plus excavé à sa base, de sorte qu'une fois le pivot inséré, en foulant l'amalgame ou la pâte, on écarte les deux branches du tube, ce qui donne assez de solidité au système.

Ses inconvénients consistent dans le forage du canal, dont la partie la plus large correspond à la partie la plus rétrécie de la racine.

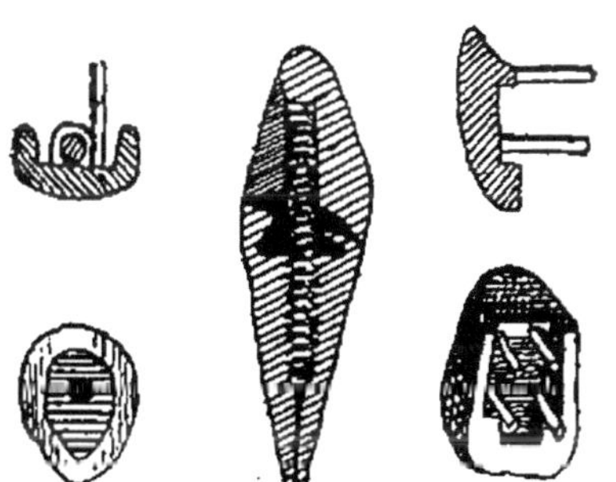

Fig. 48. — Dents de How (P. Dubois).

Dent de Lov. — Le pivot affecte la forme d'une lunette astronomique développée dont la partie la plus étroite forme la base. La racine doit être excavée par étages avec des fraises spéciales et de divers calibres.

Dent de How (fig. 48). — Le pivot est taraudé en forme de vis. La dent est ajustée, le pivot en place; on recourbe les crampons sur le pivot et on reforme le talon de la dent avec une substance obturatrice.

Ce système exige des dents et des instruments spéciaux.

Dents de Bing, de Forster, de Howland, etc. — Ce sont des systèmes analogues, ayant pour principe un pivot à vis dans la racine, avec une dent fixée ensuite au pivot par des procédés qui varient peu.

Pivots à gaine. — Le canal de la racine est garni d'un tube ou d'une gaine, dans lequel on fixe le pivot.

Dans le *modèle Contenau*, le tube est cylindrique et peut se fixer dans la racine.

Le pivot est à rainures longitudinales correspondant à autant de rainures analogues dans l'intérieur du tube. D'autre part il est fendu dans sa partie radiculairé. Il est soudé à la couronne contre-plaquée et fixé dans la racine au moyen d'amalgame.

On a proposé des pivots et des gaines ovales sans rainures (Dubois, Chauvin) et l'adjonction de petites tiges supplémentaires en arrière du pivot. (Prével.)

Article IV. — Restauration portant sur plusieurs dents.

Les divers appareils mobiles, dits *pièces dentaires* ou *dentiers partiels ou complets*, dont les dents sont maintenues dans la bouche à l'aide de plaques palatines ou gingivales en métal ou en caoutchouc vulcanisé, rentrent dans le domaine de la prothèse dentaire (1).

Mais il est un autre procédé dont les applications sont récentes, qui n'est que l'extension des procédés de restauration indiqués dans l'article précédent, et qui a sa place ici, parce qu'il se compose de couronnes

(1) Voy. Martinier, *Prothèse* in *Manuel du Chirurgien dentiste*

réunies et qu'il pourrait s'exécuter dans le cabinet de l'opérateur et par lui-même.

Ce système se différencie de la prothèse proprement dite et on lui donne le nom de *travail à pont* ou *Bridge work*.

Définition. — Le travail à pont consiste en une barre transversale, prenant son point d'appui sur une ou plusieurs dents, pour soutenir une ou plusieurs couronnes artificielles.

Il s'exécute quand la racine est complètement hors d'usage ou a été extraite.

§ 1. — *Travail à pont simple.*

Le travail à pont est simple, lorsqu'il se compose d'une seule dent artificielle, maintenue sur une ou deux dents naturelles voisines.

La couronne ou dent artificielle est munie d'une plaque métallique à sa partie linguale. Cette plaque offre deux prolongements latéraux, deux *barres*, taillées en queue d'aronde.

Mode d'opérer. — On creuse dans les deux dents voisines qui doivent servir de soutien une cavité de forme analogue à celle de l'extrémité des barres. Après avoir essayé la dent, en ayant soin de la calibrer, de manière à ménager un peu d'espace interstitiel, pour faciliter le nettoyage, on met l'appareil en place et on scelle les barres dans leur cavité au moyen de ciment, d'amalgame ou d'or.

Si les dents adjacentes n'offrent pas assez de solidité, on prolonge la barre ou pont jusqu'à des dents plus éloignées, tout en ayant soin de pratiquer, au point de contact des dents malades avec le pont, des gouttières dans lesquelles il passe et que l'on obture.

§ 2. — *Travail à pont composé.*

Le travail à pont est composé, lorsqu'il est formé

de plusieurs dents artificielles et qu'il comprend des moyens de rétention variés.

Seulement, comme ce travail doit, dans sa plus grande partie, être exécuté au laboratoire, nous n'en parlerons que sommairement, réservant sa description pour la prothèse (1).

§ 3. — *Moyens de rétention des appareils à pont.*

Les divers moyens de rétention des appareils à pont sont les cavités de dents voisines, les pivots, les couronnes métalliques.

1° L'appareil à pont peut, comme nous l'indiquions dans le paragraphe précédent, prendre son point d'appui à ses deux extrémités dans des cavités de dents voisines ;

2° L'une des extrémités peut être fixée dans un pivot, avec ou sans gaine, pénétrant dans le canal d'une des dents voisines, et l'autre scellée dans une cavité de dent ou soudée à une couronne métallique ;

3° Les deux extrémités peuvent être terminées par des pivots pénétrant dans les dents contiguës ;

4° Enfin les deux extrémités, et c'est le cas le plus fréquent, peuvent être soutenues par deux couronnes métalliques.

Mode de fixation. — Le travail à pont peut être fixe ou amovible.

Dans le premier cas, il doit être construit de telle manière que le nettoyage puisse se faire facilement, c'est-à-dire que les parties en contact avec la gencive doivent être aussi réduites que possible et les liquides doivent pouvoir passer librement sous l'appareil.

L'appareil est scellé dans la bouche avec du ciment ou de la gutta-percha, suivant le procédé déjà indiqué pour les couronnes.

(1) Martinier, *Prothèse*.

Lorsque le travail à pont est amovible, c'est-à-dire facile à retirer pour le nettoyage, il est maintenu le plus souvent à chaque extrémité par des pivots à gaine. Dans ce cas, les pivots doivent être parallèles.

Les appareils à pont ainsi construits peuvent supporter une, deux, trois, quatre et même cinq dents ou couronnes de porcelaine, même davantage ; mais il est préférable toutefois de ne pas mettre plus de deux ou trois dents, afin de ne pas trop fatiguer les points d'appui.

Nous devons signaler une modification ingénieuse du travail à pont, qui consiste à réunir les deux couronnes métalliques des extrémités par une lame métallique, or ou platine, très résistante, en rapport avec l'articulation des dents opposées et sans couronnes artificielles (Bing).

Le travail à pont a soulevé quelques objections, dont la principale est l'immobilisation des dents ou racines qui supportent le pont, immobilisation antiphysiologique.

On remédie à ce défaut par les appareils à pont mobiles ou amovibles.

Les grands avantages qu'offrent les appareils à pont sur les appareils à plaque, au point de vue de la commodité et de la fixité, ont contribué à en répandre l'usage.

CHAPITRE IV.

EXTRACTION DES DENTS.

Article Ier. — Considérations générales.

L'extraction a pour but d'expulser de son alvéole une dent considérée comme nuisible.

Extraction simple. — Des deux parties dont se compose la dent, couronne et racine, une seule, la racine, est incluse dans l'alvéole jusqu'au collet; la couronne est libre.

L'action de l'opération porte seulement sur la racine. Il est alors possible de faire abstraction de la couronne, de supposer qu'elle n'existe pas (fig. 49).

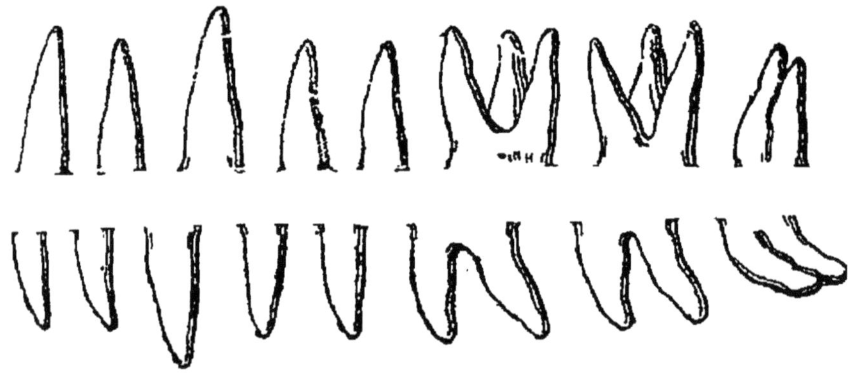

Fig. 49. — Représentation schématique des racines de la série dentaire, les couronnes ayant été sectionnées au collet (Godon).

Aussi les instruments bien faits sont-ils construits de façon à éviter les couronnes. Il est donc admissible de supposer toutes les dents dépourvues de leurs couronnes et de ne considérer à extraire dans la mâchoire que les racines.

La membrane péridentaire, placée entre la racine et son alvéole, ne constitue pas non plus un obstacle sérieux.

L'opération de l'extraction peut donc être formulée ainsi : « Faire sortir de leur alvéole les *racines* qui y sont implantées. »

Ces racines, généralement coniques, sont implantées dans des alvéoles de même forme, puisque leurs parois se moulent exactement sur elles; elles sont donc coniques également.

Prenons comme exemple la prémolaire inférieure, dont la racine se rapproche le plus du type normal, un cône régulier, dont la base est au bord libre de l'alvéole. Il faut faire sortir ce cône plein du cône creux qui lui sert de loge.

Il suffit d'enfoncer l'extrémité aplatie d'un levier résistant entre la paroi alvéolaire et la racine, d'exercer sur cette dernière, par des mouvements appropriés, des pesées répétées pour déchirer ses adhérences et l'obliger, par un dernier mouvement de renversement du levier, à sortir de l'alvéole dans lequel elle est implantée. L'instrument qui remplit cette condition est l'*élévateur*, dit *langue de carpe*, ou encore l'*élévateur de Coleman*, que nous examinerons plus loin (p. 252). Il constitue, comme le pic du paveur, un levier du premier genre, ayant la résistance à l'extrémité aplatie de l'instrument, le point d'appui à un centimètre environ de cette extrémité, sur l'alvéole, et la puissance à l'autre extrémité (manche ou poignée) dans la main de l'opérateur.

Les mouvements ainsi produits pour l'extraction de la racine, sont au nombre de trois :

1° L'engagement de l'instrument ;

2° L'ébranlement du levier pour la luxation de la racine ;

3° Le renversement du levier pour l'*élévation* de la racine hors de son alvéole, d'où le nom d'*élévateur*.

Extraction composée. — La théorie que nous venons d'exposer s'applique à l'extraction des dents à racine *unique* et régulièrement *conique*.

Mais quelques dents ont des racines qui diffèrent de la forme prise comme type : telles sont les racines d'incisives inférieures, qui sont aplaties latéralement, les racines des premières bicuspides supérieures, qui sont bifides et enfin les racines des molaires, qui sont multiples.

L'opération de l'extraction devient alors plus compliquée.

Les trois mouvements du levier ou élévateur : *engagement*, *ébranlement* et *renversement*, ne suffisent plus pour forcer la racine hors de son alvéole.

La résistance étant plus grande, il est nécessaire d'augmenter la puissance. On obtient ce résultat en attaquant la racine de deux côtés à la fois par un double levier. La force est ainsi plus grande pour produire la luxation. Et si l'on suppose les deux leviers, ou élévateurs, croisés au-dessus de la racine et réunis par une charnière, on a le *davier*.

Cet instrument peut ainsi être considéré comme un double élévateur. En effet, chacune des deux parties du davier comprend, comme l'élévateur, une extrémité aplatie destinée à glisser entre la racine de la dent et son alvéole (mors), une extrémité renflée destinée à former le manche ou la poignée de l'instrument (branches). Seulement les extrémités aplaties de ces deux élévateurs ont pour but de s'appliquer à la racine sur ses deux faces opposées et de pouvoir ainsi la saisir (fig. 50).

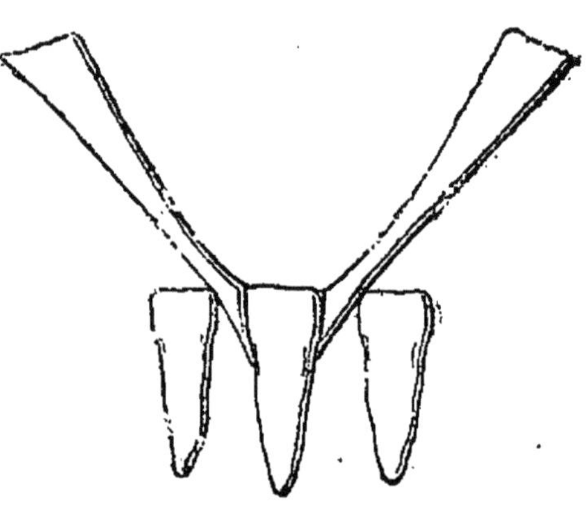

Fig. 50. — Transformation de l'élévateur en davier pour l'extraction composée (Godon).

Les deux premiers mouvements restent les mêmes :

1° Engagement des deux extrémités de l'instrument (mors) entre l'alvéole et la racine ;

2° Ébranlement de la racine par des mouvements de va-et-vient (de dedans en dehors) ou un léger mouvement de rotation pour la luxation;

3° Le dernier mouvement de renversement du levier, pour l'élévation de la racine, se transforme en un mouvement de *traction* de la racine hors de son alvéole.

Ce mouvement est rendu possible par le rapprochement des deux branches, amenant le rapprochement des deux mors, entre lesquelles la racine se trouve ainsi fortement pressée.

Cet instrument est, comme le précédent, un levier du premier genre, destiné à donner une prise solide. La résistance est à une des extrémités (mors), la puissance à l'autre (branches), seulement le point d'appui, au lieu d'être sur l'alvéole, est alternativement sur l'une ou l'autre face de la dent dans les mouvements d'ébranlement; en négligeant le bras et le corps de l'opérateur, on peut dire que le point d'appui dans la traction est sur la charnière de l'instrument.

On comprend aisément qu'avec cet instrument, agissant sur les deux côtés de la racine en même temps, il soit plus facile de vaincre une plus grande résistance par le mouvement de traction qu'il permet qu'avec le renversement du simple élévateur agissant d'un seul côté de la racine.

Nous venons de passer en revue la forme et le mode d'action des instruments, le choix des points d'appui. Il reste à indiquer la meilleure utilisation de la force.

On comprend combien il est facile de diminuer ou d'augmenter la puissance du davier par des modifications appropriées sur une des parties qui le composent.

Une adaptation parfaite des mors à la périphérie de la racine, telle que Tomes l'a comprise et indiquée, diminue la résistance, en permettant aux trois mouvements, engagement, ébranlement et traction, de s'opérer plus facilement, plus économiquement, car l'effort est mieux utilisé. Exemple : les daviers dits *anglais*.

Les différentes courbures qui allongent les branches, allongent le bras du levier et, par suite, augmentent la puissance, en exigeant une moindre dépense de force musculaire; tels sont les daviers dits *américains*.

Enfin, des modifications dans l'articulation peuvent avoir pour conséquence d'augmenter la force du point d'appui : tels sont les daviers à bec de faucon, les daviers à mors parallèles, etc.

On a vu par ce qui précède que le *davier* est un *élévateur complété et perfectionné*. Aussi est-il devenu l'instrument le plus généralement employé pour l'extraction des dents, l'emploi de l'élévateur se trouvant restreint aux seuls cas où l'emploi du davier est impossible.

De cette explication il résulte que les multiples instruments d'extraction se réduisent à deux instruments types:

1° Le levier ou élévateur simple (type : la langue de carpe);

2° L'élévateur double ou davier.

Dans la première classe, rentrent tous les instruments qui n'ont d'action, dans l'extraction, que sur un côté de la racine à extraire, tels que la langue de carpe, le pied de biche et les autres élévateurs de différentes formes.

Nous devons ajouter pourtant que le pied de biche agit un peu différemment de l'élévateur proprement dit; enfoncé dans l'alvéole, il fait sortir la dent comme un coin et non comme un levier. C'est le point de l'alvéole diamétralement opposé à celui où la pointe du pied de biche a été introduite qui supporte l'effort de la puissance. A la fin de l'opération, au moment du renversement, le pied de biche se comporte comme l'élévateur.

Dans la clef de Garengeot, le deuxième temps est une sorte de mouvement de traction. Mais tous ces instruments ont cela de commun qu'ils n'agissent que sur un seul point de la dent, point d'application de la résistance, qui par suite doit présenter une grande solidité.

Dans la deuxième classe, se trouvent les instruments qui sont destinés à agir sur deux côtés de la racine en même temps, ce sont toutes les collections de daviers, quelque forme qu'ils affectent.

Si l'on jette un coup d'œil sur les instruments anciens employés, pour la chirurgie dentaire, au XVIe siècle, par exemple, on y trouve l'application de la classification que nous venons d'indiquer. C'est ainsi que le poussoir d'Ambroise Paré prend place dans la première classe et son davier dans la seconde. Quant au *polican*, plus tard *pélican*, prédécesseur de la clef de Garengeot, il doit, comme cette dernière, être rangé dans la première classe, quoique, tout en s'appliquant sur la racine d'un seul côté, il contienne en germe le mouvement de traction du davier.

ARTICLE II. — INSTRUMENTS.

Clef de Garengeot. — Elle se compose d'une tige d'acier, surmontée d'un panneton portant un crochet mobile. L'autre côté de la tige est terminé par un manche ou poignée perpendiculaire. La forme des crochets mobiles varie suivant la nature de la dent.

Dans cet instrument, la résistance est au point d'application de la pointe du crochet, au collet de la dent, généralement à la face interne; le point d'appui est sur la gencive, où est appliqué le panneton garni de linge, et la puissance, qui est considérable, par suite de la longueur du bras de levier et de la position perpendiculaire de la poignée, se trouve à cette extrémité.

Les temps de l'opération se réduisent à deux : placer l'instrument en appliquant le crochet, et, par un mouvement de torsion de la poignée, renverser la racine de la dent en dehors de l'alvéole.

Cet instrument n'est presque plus usité. Nous ne saurions mieux le condamner qu'en rappelant l'expression de Brasseur, qui compare l'extraction avec la clef à l'action d'un ouvrier, qui brutalement, pour arracher un clou, enlèverait en même temps une partie de la planche dans laquelle il est implanté.

Les nombreux accidents qu'il a provoqués l'ont relégué au nombre des instruments abandonnés.

Élévateurs. — Comme nous l'avons vu plus haut, l'élévateur se compose généralement d'un manche plat ou rond, surmonté d'une tige terminée par une partie aplatie ou creusée en gouttière de forme variable.

Les deux variétés communément employées sont :

La *langue de carpe*, qui est caractérisée surtout par l'aplatissement de la pointe (en forme de bèche), disposition qui permet de la faire passer entre les dents et l'alvéole. Le manche est quelquefois rond, quelquefois plat, et d'autres fois perpendiculaire à la tige.

Le *pied de biche*, dont l'extrémité est en forme de curette à une ou deux pointes et le manche analogue à la langue de carpe.

Nous signalerons en passant la *vis*, qu'on emploie soit seule, soit prise entre les mors d'un davier spécial. Son usage est restreint à l'extraction des racines très excavées.

Daviers. — Comme nous l'avons vu, on appelle *daviers*, des pinces fortes, droites ou recourbées, dont les mors ont une forme appropriée à chaque dent et qui forment un double élévateur.

Le davier se compose de trois parties distinctes :

Les *branches* sont la partie de l'instrument qui est tenue en main. Elles sont droites ou recourbées.

L'*articulation* réunit les branches aux mors et permet l'ouverture ou la fermeture de l'instrument.

Les *mors* terminent l'instrument et consistent en deux pinces, de formes variées, qui enchâssent la dent et la maintiennent serrée jusqu'à sa sortie de l'alvéole.

Les principales formes de daviers employés sont les suivantes :

Les *daviers petits de branches* avec des mors ajustés au collet des dents sont dits *anglais*. Ils forment une collection très appréciée d'après les modèles de Tomes. Les mors s'adaptent parfaitement au collet des diverses dents pour l'extraction desquelles elles sont destinées.

Les *daviers américains* sont de forme plus volumineuse. Leurs branches sont recourbées et l'une d'elles remonte au-dessus de la face dorsale de la main. Avec ces instruments l'effort est amoindri par la masse et la dent est plus facilement arrachée après la luxation.

Les *daviers à branches superposées*. Une des branches est creusée, au niveau de l'articulation, d'une fente quadrangulaire dans laquelle passe l'autre branche. Le mouvement de fermeture et d'ouverture est vertical. Dans un dernier perfectionnement de l'instrument, on a facilité le retrait de la vis qui réunit les deux branches, ce qui permet un nettoyage complet de l'instrument par suite de sa séparation en deux parties. Les mors sont perpendiculaires aux branches et affectent une forme spéciale dite à *bec de faucon*. Ce davier est généralement employé pour les molaires inférieures. La force de l'opérateur est augmentée par suite de la longueur du bras de levier.

Le mode d'emploi et l'usage particulier de chaque espèce de daviers sont indiqués plus loin.

Article III. — Principes de l'extraction.

D'après Tomes, on peut résumer ainsi les conditions générales d'une bonne extraction :

1° Enlever en totalité l'organe considéré comme nuisible.

2° Blesser aussi peu que possible les tissus dans lesquels l'organe à extraire est implanté.

3° Éviter toute douleur inutile.

L'opération de l'extraction comprend six périodes : la position du patient et de l'opérateur ; l'examen de la dent ; le choix de l'instrument ; l'extraction proprement dite avec le davier ; le mode d'opérer pour chaque cas particulier ; enfin l'extraction des racines.

§ 1er. — *Position du patient et de l'opérateur.*

Le patient est assis dans le fauteuil, la tête solidement placée dans la têtière.

Le fauteuil doit être aussi bas que possible pour les dents inférieures ; un peu élevé et renversé, pour les supérieures.

L'opérateur, pour l'extraction des *dents supérieures*, se place à droite, entoure du bras gauche la tête pendant qu'il opère de la main droite.

Pour les *inférieures*, il se place en avant et un peu à droite, en maintenant la mâchoire inférieure de la main gauche.

Quelques opérateurs se placent exceptionnellement à gauche pour les molaires inférieures, surtout lorsqu'ils emploient les daviers à bec de faucon ou les élévateurs.

§ 2. — *Examen de la dent.*

La dent doit être examinée principalement au point de vue de la somme de résistance qu'offrent ses parois coronaires restantes. Cet examen est important, surtout dans l'extraction des dents dont la carie a profondément excavé la couronne et la racine.

La forme anatomique de la dent, qu'on doit toujours avoir présente à l'esprit, sa position, permettent de déduire les procédés à employer. Dans le cas d'anomalies coronaires ou radiculaires ou lorsqu'on soupçonne des processus pathologiques tels que l'exostose, on doit opérer avec beaucoup de prudence.

Les indications offertes par la fragilité des parois qui pourraient être rompues par une trop forte pression et compromettre la bonne exécution de l'opération, sont les plus importantes pour le choix judicieux de l'instrument.

§ 3. — *Choix de l'instrument.*

L'examen de la dent a pour but de fixer l'opérateur sur le choix de l'instrument.

Toute dent pouvant s'extraire avec le davier doit être enlevée avec cet instrument; les autres instruments doivent être réservés pour les dents qui présentent des contre-indications spéciales à l'emploi du davier (Dr Busch).

Lorsqu'il ne reste qu'un bord de la dent, l'emploi du davier est contre-indiqué et les élévateurs seuls pourront agir avec efficacité.

Les principes suivants, avec les cas particuliers qui s'y rapportent, fixeront nettement sur le choix et le *mode d'opérer* de chaque instrument.

§ 4. — *Extraction proprement dite avec le davier.*

L'opération de l'extraction avec le davier comprend trois temps :

Placement de l'instrument. — Le davier est pris à pleine main, les doigts rabattus sur les branches, le pouce placé entre elles près de la charnière, afin de modérer la pression. Les mors écartés ne doivent se rapprocher que lorsqu'on est sûr de saisir la dent aussi intimement et aussi profondément que possible.

Luxation. — Dans ce second temps, le poignet seul doit agir sans le secours du coude. Ce mouvement a pour but de détacher la dent de ses adhérences et varie suivant la forme des racines. C'est un *mouvement de rotation* ou de *demi-rotation*, dans les *racines coniques;* de *dedans en dehors,* pour les dents à *racines multiples.*

Traction. — C'est le retrait de la dent de son alvéole. Cette traction ne doit s'opérer qu'*après complète luxation* et sans violence. Elle se pratique de bas en haut ou de haut en bas, de dedans en dehors ou de dehors en dedans, suivant la mâchoire sur laquelle on opère et l'instrument employé.

Le davier doit être appliqué de manière que ses mors embrassent complètement la dent à son collet, le plus loin possible sur la racine et sous la gencive, mais, quand il n'y a pas possibilité d'embrasser les racines, on peut faire pénétrer les mors du davier à travers le rebord alvéolaire (Telschow).

Le nombre de daviers dont l'usage paraît le plus indispensable est le suivant :

1° *Pour les dents temporaires :*

Dents supérieures.	Incisives et canines.........	1	= 4
	Molaires.....................	1	
Dents inférieures..	Incisives et canines.........	1	
	Molaires.....................	1	

2° Pour les dents permanentes.

Dents supérieures.	Incisives	1	= 5
	Deuxièmes prémolaires	1	
	Molaires (droite et gauche)	2	
	Dent de sagesse	1	
Dents inférieures.	Incisives	1	= 4
	Prémolaires	1	
	Molaires	1	
	Dent de sagesse	1	
Pinces à racines	Supérieures	1	= 2
	Inférieures	1	
	Total		15

§ 5. — *Mode d'opérer pour chaque cas particulier.*

Dents temporaires. — Leur avulsion peut être généralement pratiquée avec le davier employé comme pour les dents permanentes :

INCISIVES ET CANINES SUPÉRIEURES. — On emploie le davier droit.

MOLAIRES SUPÉRIEURES. — Davier à mors droits et à branches courbes. Il sert également pour les deux côtés et pour la première et la deuxième molaire.

INCISIVES ET CANINES INFÉRIEURES. — On peut se servir du même davier que pour les supérieures ou employer le modèle à mors recourbés à angle droit avec les branches.

MOLAIRES INFÉRIEURES. — On emploie pour la première et la deuxième molaire et pour les deux côtés comme pour les molaires supérieures, le même davier.

Dans le cas de carie précoce, lorsque les molaires sont trop avariées, lorsque les racines sont séparées, il est préférable de faire usage d'un élévateur, quelquefois même d'une simple rugine, dont on se sert comme d'un élévateur.

Dents permanentes. — INCISIVES SUPÉRIEURES. — On emploie le davier droit à mors larges et égaux (fig. 51). La dent doit être saisie solidement, tordue par un tour ferme de poignet et tirée avec un léger effort obliquement de dedans en dehors.

INCISIVES INFÉRIEURES. — Le davier a les mors courbés relativement à la poignée et la poignée droite. Le mors qui doit attaquer la face postérieure de la dent est plus petit que celui de la face antérieure. La dent, après de légers mouvements de rotation, puis de dedans en dehors, est tirée en dehors.

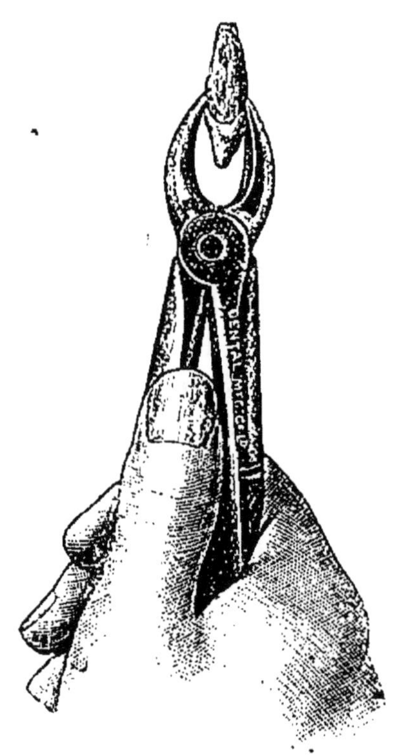

Fig. 51. — Extraction d'une incisive supérieure avec un davier droit. (Sewill.)

CANINES SUPÉRIEURES ET INFÉRIEURES. — On se sert des mêmes daviers que pour les incisives, à la différence que leurs mors peuvent être plus forts.

Les mouvements sont les mêmes que pour les incisives, mais beaucoup plus prononcés.

Pour les dents irrégulièrement placées, on se servira de daviers à mors de largeur inégale.

BICUSPIDES SUPÉRIEURES. — Elles offrent cette particularité d'avoir leur collet comprimé latéralement. Les mouvements de luxation doivent avoir lieu de dedans en dehors, angulairement à l'arcade, pour *rompre* les connexions de l'organe et non pour l'*extraire*, car on s'exposerait, dans ce cas, à une rupture. La traction sera toujours opérée de haut en bas et en dehors, lorsque la dent sera suffisamment détachée de son alvéole.

On peut employer pour la *première biscupide* le *davier droit* des incisives et pour la *seconde bicuspide* le *davier à branches courbes*.

Bien se rappeler que les racines de ces bicuspides sont presque toujours bifides, extrêmement grêles et faciles à fracturer.

Bicuspides inférieures. — Ces bicuspides ont leurs racines plus coniques que leurs antagonistes supérieures. La luxation pourra donc être opérée par rotation, jusqu'à ce que l'on sente les attaches se rompre. On procédera ensuite comme pour les incisives inférieures.

Molaires supérieures. — Elles présentent trois racines divergentes : deux externes et une interne. Leur point de réunion au collet présente, par cela même, une certaine divergence. C'est à ce point qu'il faut appliquer le davier. La forme de l'instrument est spéciale. Les mors sont inégalement construits. La partie qui doit s'appliquer à la *face jugale* porte *deux sillons* et celle qui attaque la *face palatine* est seulement *semi-lunaire*, ce qui nécessite deux daviers, un pour le côté droit et l'autre pour le côté gauche.

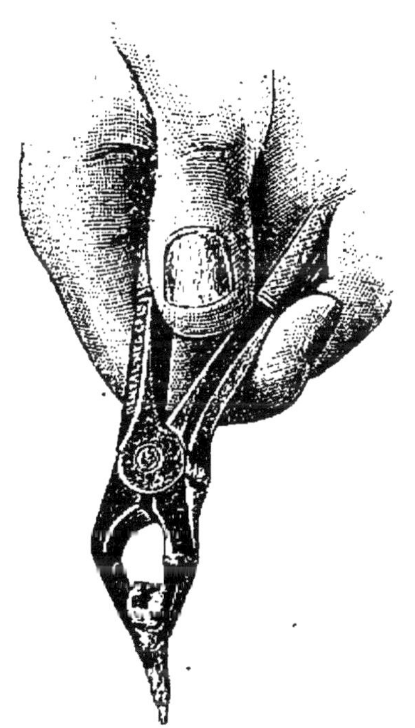

Fig. 52. — Extraction d'une prémolaire inférieure avec un davier. (Sewill.)

La poignée est légèrement courbée.

Pour l'extraction on procède de la sorte : Après avoir convenablement saisi la dent au collet, en engageant les mors conformément à leur disposition, on lui imprime tout d'abord un mouvement de luxation en dedans, pour détacher les deux racines antérieures de leur alvéole. Le même mouvement sera ensuite exécuté en dehors et en bas. On répète ces mouvements jusqu'à ce que les racines soient suffisamment détachées, puis l'on sort la dent en dehors.

Molaires inférieures. — Les molaires inférieures

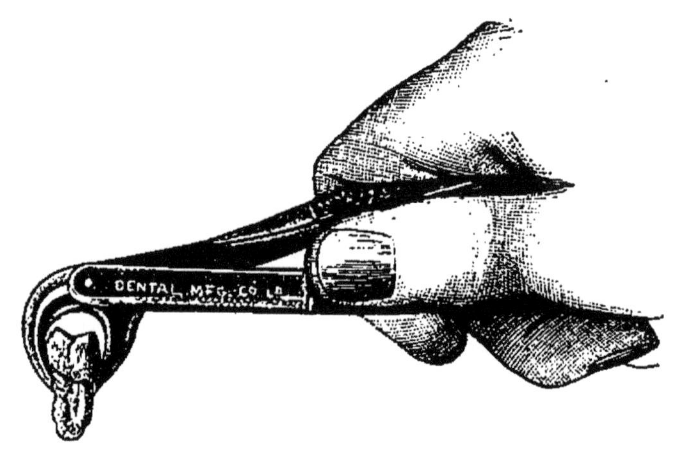

Fig. 53. — Extraction d'une molaire inférieure avec un davier dit à bec de faucon. (Sewill.)

ont deux racines: une médiane et une distane. Leur réunion au collet se présente sous la forme d'un 8 grossier, si l'on pratique une section transversale. Le davier qu'on emploie (fig. 52) a les mors façonnés de façon à embrasser ce 8, avec une légère proéminence au centre, pour mieux pénétrer dans les deux sillons que forme la réunion des deux racines.

Pour l'extraction de ces molaires il faut enfoncer le davier jusqu'au bord libre des alvéoles, ce qui est facile par suite de la forme conique de cette partie de la dent.

La luxation doit se produire en dedans, ce qui détache la dent de la paroi externe de l'alvéole, puis la dent est extraite par un mouvement en haut et en dehors avec le davier à bec de faucon (fig. 53), en haut et en dedans avec le davier ordinaire.

Dents de sagesse supérieures et inférieures. — On peut se servir, pour les dents de sagesse, des mêmes daviers que pour les autres molaires, mais on emploie généralement des daviers spéciaux, dont les mors forment avec les branches un angle plus obtus, afin de faciliter l'introduction de l'instrument.

Très souvent aussi, pour les dents de sagesse inférieures surtout, on se sert de la langue de carpe, en cas de constriction des mâchoires par exemple.

§ 6. — *Extraction des racines.*

Extraction par les daviers. — Pour les racines, on emploie les daviers spéciaux dits *à racines*. Les mors de ces daviers doivent être assez minces pour pouvoir pénétrer assez profondément entre la racine et l'alvéole.

Racines des incisives supérieures. — Elles peuvent être extraites au moyen du davier droit à racines, par les mouvements déjà indiqués plus haut pour les dents ou à l'aide d'une pince à vis.

Racines de la machoire supérieure. — On emploie pour les racines des daviers en forme de baïonnette, qui entrent assez profondément dans l'alvéole et offrent beaucoup de prise.

On doit, dans un groupe de racines, commencer par la plus ébranlée ou la plus facile à saisir vu l'intégralité de ses bords, l'extraction de la première racine rendant plus facile l'extraction de la seconde.

Racines de la machoire inférieure. — On se sert, le plus souvent, de daviers à bec de perroquet.

Extraction par les élévateurs. — D'après les principes exposés plus haut, l'emploi des élévateurs est tout indiqué dans l'extraction des racines qui n'offrent qu'un seul bord insuffisant pour la prise au davier.

On emploie le pied de biche, quand on veut agir sur la surface labiale ou jugale, ou la langue de carpe. Celle-ci s'introduit dans l'espace qui sépare une dent de l'autre. C'est un élévateur très puissant. Pour s'en servir, après avoir fait pénétrer dans l'interstice la pointe jusque dans l'alvéole, on commence par luxer la racine par des mouvements de demi-rotation de l'instrument sur son axe. On exerce ensuite un effort judicieux dans le sens de courbure des racines pour éviter les accidents de voisinage et on retire la racine par un mouvement de torsion de la poignée (Ronnet). Pour éviter le glissement de l'instrument, on enroule d'une serviette l'index de la main gauche et on maintient solidement la tête du patient, précaution nécessaire pour tous les élévateurs.

Dans beaucoup de cas, on se contente de luxer la dent avec la langue de carpe et on achève l'extraction avec le davier. Cet instrument s'emploie plus généralement pour l'extraction de la dent de sagesse inférieure.

On s'en sert aussi pour la supérieure, mais on risque de détacher la tubérosité.

Dans tous les cas, il est nécessaire de s'assurer préalablement de la solidité de la dent sur laquelle on prend le point d'appui.

Quand la pointe de l'élévateur, levier ou pied de biche, est enfoncée aussi profondément que possible entre l'alvéole et la racine du côté de son bord résistant jugal ou même lingual (élévateur de Martial Lagrange), on obtient l'extraction de celle-ci en poussant l'instrument dans la direction de la paroi opposée de l'alvéole et en même temps en abaissant légèrement le manche de l'instrument.

Article IV. — Extractions difficiles.

Elles peuvent naître des deux causes principales suivantes :

Position des dents. — Lorsque les dents chevauchent les unes sur les autres, le mors du davier n'a pas assez de prise et les dents voisines peuvent être lésées. En ce cas on emploie un davier spécial à mors étroits.

Anomalies des racines. — *a*) Racines convergentes (*dents barrées*). — L'extraction occasionne souvent la rupture partielle de la cloison inter-alvéolaire. Le moyen le plus pratique à employer consiste à réséquer la couronne, à séparer les racines et à les extraire isolément.

b) Racines divergentes. — Il peut y avoir bris de l'une des racines ; alors il faut procéder, avec des pinces appropriées, ou des élévateurs, à l'extraction de la racine restante.

Article V. — Indications de l'extraction.

Les indications de l'extraction ont été fort réduites par suite des progrès accomplis dans la thérapeutique dentaire, qui permet de conserver les organes malades et de leur restituer presque toutes leurs fonctions.

Le Dr Busch pose cette indication : « Il faut enlever toute dent qui a cessé d'être utile comme organe de mastication et à qui l'on ne peut rendre cette utilité par les moyens dont dispose le dentiste : l'obturation, l'application d'un pivot ou d'une couronne d'or. »

L'extraction est indiquée dans les cas suivants :

Dents temporaires. — 1° Apparition des dents permanentes en avant ou en arrière de leur position définitive.

2° Abcès alvéolaires provoquant des fistules cutanées, de la nécrose.

3° Dents temporaires gênant l'éruption normale des dents de remplacement (R. Nicholls).

Dents permanentes. — 1° Abcès alvéolaires récidivant malgré le traitement ;

2° Accidents du côté de l'œil, de l'oreille ;

3° Carie totale de la couronne, avec impossibilité d'utiliser la racine par l'obturation ou d'y insérer une couronne artificielle ;

4° Suppurations alvéolaires continuelles et abondantes, pyorrhée alvéolaire à sa dernière période.

5° Névralgies persistantes ;

6° Constriction des mâchoires provoquées par l'éruption vicieuse de la dent de sagesse ;

7° Abcès du sinus ;

8° Traitement de certaines anomalies de siège, d'arrangement ;

9° Épulis et polypes de la gencive ;

10° Périostite chronique, après échec du traitement de la dent.

Article VI. — Contre-indications de l'extraction.

L'extraction ne doit pas avoir lieu dans les cas suivants : 1° Diabète ; 2° Hémophilie ; 3° Glycosurie ; 4° Troubles cardiaques ; 5° Irritabilité nerveuse ; 6° Époques des menstrues, de la grossesse et de la lactation. Ces dernières contre-indications ne sont pas absolues.

Article VII. — Complications de l'extraction.

La classification très complète de Delestre étant la plus adoptée, nous la donnons ci-dessous :

1. Accidents portant sur la dent elle-même...........	Fracture de la dent. Luxation et fracture des dents voisines. Extraction des germes de 2e dentition.
2. Accidents intéressant les os maxillaires...........	Fracture du bord alvéolaire et fracture complète. Luxation de la mâchoire. Lésions des sinus maxillaires.
3. Accidents intéressant les parties molles...........	Déchirure et décollement de la gencive. Contusions et blessures des lèvres, langue, joues. Emphysème.
4. Accidents consécutifs...	Hémorrhagies. Fluxions, abcès, phlegmons. Dents pénétrant dans les voies digestives ou aériennes.
5. Accidents sympathiques.	Névralgies. Tétanos. Accidents intéressant les organes des sens. Accidents chez les femmes en état de grossesse, de menstruation, de lactation.

Il est inutile d'insister sur le traitement des accidents portant sur la dent elle-même ou sur les dents voisines. Si la dent sur laquelle porte l'extraction est fracturée, on agira comme pour l'extraction des racines. Dans certains cas, il vaut mieux différer d'achever l'extraction. Si la pulpe est mise à nu, pratiquer la destruction immédiate au thermo-cautère, si on laisse les racines.

Si la dent voisine est luxée, on la remet en place en recommandant au malade d'éviter au début de la fatiguer par la mastication. On peut aussi pratiquer la ligature de la dent avec les dents voisines. Si le déplacement de la dent est complet, on pratiquera la réimplantation.

L'extraction des germes de deuxième dentition est un accident rare et irréparable.

Quant aux autres accidents, le traitement en est indiqué dans le volume consacré à la thérapeutique (1).

CHAPITRE V

LIMAGE, RÉSECTION.

ARTICLE Ier. — DÉFINITION.

La résection ou le limage est une opération souvent employée en chirurgie dentaire : elle a pour but de pratiquer l'ablation des dents ou de parties de couronnes dentaires, cariées ou fracturées.

Elle est donc *partielle* ou *totale*.

Résection partielle. — Elle est souvent employée comme moyen thérapeutique contre la carie du premier degré, et on la pratique également comme préparation à l'obturation des cavités produites par la carie ou pour séparer les dents.

Résection totale. — Elle trouve son indication lors de la préparation de la bouche pour l'application des différents procédés de reconstitution prothétique, tels que *dents à pivots*, *Bridge Work*, *appareils dentaires*.

ARTICLE II. — INSTRUMENTS. MODE D'OPÉRER.

La résection se pratique à l'aide de limes à séparer, de ciseaux ou couteaux à émail, de fraises et de meules, de disques métalliques garnis de poudre de diamant, de disques en papier de verre ou d'émeri, que l'on monte sur le tour dentaire, ou de pinces coupantes.

(1) Maurice Roy, *Thérapeutique de la bouche et des dents*. (*Manuel du Chirurgien dentiste.*)

Limes à séparer. — Ce sont de minces lames d'acier plates, droites ou courbes, rigides ou flexibles, taillées tantôt d'un côté, tantôt des deux côtés. Leur épaisseur varie suivant une série de numéros, du double 0 au n° 7 ou 8. On les emploie, soit à la main, soit montées sur des manches.

On les tient de la main droite entre le pouce et l'index, en prenant point d'appui sur les dents voisines avec le médius, pendant que les joues ou les lèvres sont écartées à l'aide du miroir, de l'abaisse-langue ou de l'écarte-joues. On doit tremper fréquemment dans l'eau alcoolisée ou le chloroforme, soit pour les décrasser, soit pour éviter l'agacement.

Ciseaux à émail. — Ce sont des instruments en acier, terminés par une lame en forme de fer de bèche à bord inférieur tranchant. Ils peuvent être droits, courbes ou en baïonnette. Il y en a de fort nombreuses séries, suivant leur forme et leur largeur.

On les tient de la main droite entre le pouce et l'index, le médius prenant point d'appui sur la dent que l'on opère ou la dent voisine. On peut, pour sectionner les parties résistantes, frapper avec le maillet à main sur l'extrémité du manche du ciseau à émail. Il importe de bien prendre le point d'appui, de manière que l'opération soit conduite avec précision et pour éviter surtout les échappées de l'instrument qui pourraient gravement blesser les gencives ou les autres parties molles de la bouche.

Excavateurs et rugines. — Les excavateurs ou rugines, dont nous avons déjà parlé à propos de la préparation des caries, sont de petits instruments d'acier trempé, à extrémité tranchante comme les ciseaux à émail, mais beaucoup plus flexibles et étroits; ils s'emploient presque aussi fréquemment que les fraises pour la résection des tissus dentaires. On donne aux extrémités des courbures très variables, suivant les faces des dents auxquelles elles sont destinées. C'est ainsi qu'elles sont courbées à angle obtus, droit, aigu, à baïonnette, etc. ; les formes arrondies en cuiller sont très appréciées pour enlever la dentine ramollie, sans blesser la pulpe.

On se sert des excavateurs, en les tenant entre le pouce, l'index et le médius de la main droite, comme un porte-plume.

Fraises. — Les fraises sont les instruments complémentaires des excavateurs. Depuis que l'emploi du tour dentaire s'est généralisé, les fraises sont devenues l'instrument par excellence pour la résection et le limage des dents ou parties de dents. Ce sont de petites limes circulaires. La collection en est très nombreuse, suivant la grosseur de la fraise ou de son grain, suivant sa forme, qui est en cylindre, en cône, en poire, en poire renversée, en roue, en boule, etc. On les monte sur le tour dentaire, et on emploie les plus grosses au début de la résection et les plus fines à la fin pour polir.

Meules, limes et disques. — Les meules sont en corindon ou en carborundum, en forme de roues, de cylindres, de poires, etc., et d'épaisseur et de grain variables, suivant qu'on les emploie au début ou à la fin de l'opération.

Nous devons indiquer également, pour le limage des racines, les limes circulaires de Herbst et pour séparer les dents, les disques métalliques garnis de poudre de diamant.

Les disques en papier de verre ou d'émeri servent à polir les parties réséquées ou limées. On emploie successivement des disques de grains de plus en plus fins et on achève de polir à la poudre de ponce et de blanc d'Espagne.

On a indiqué aussi de passer le thermo-cautère

sur la surface ainsi réséquée, après le polissage, dans les cas de résection partielle.

Ces divers instruments sont adaptés au tour dentaire. Il faut les humecter souvent et avoir soin de bien protéger les parties molles de la bouche, avec le miroir à bouche et l'écarteur.

Pinces coupantes. — Elles servent à couper les morceaux de racines, les débris de couronne, voire même les couronnes entières.

Cependant ce mode d'opérer offre des inconvénients ; il est préférable de substituer aux pinces coupantes les fraises ou les meules, avec lesquelles il est possible de réséquer entièrement une couronne sans les risques de fracture, de luxation ou de périostite traumatique de la racine, qu'on encourt avec l'emploi un peu plus expéditif, mais plus brutal, de la pince coupante.

Pourtant, dans les cas où on jugerait nécessaire d'y recourir, il faut pratiquer au préalable, à l'aide d'une meule mince, une incision sur les deux faces labiale et linguale de la couronne à couper, puis procéder à la résection brusque à l'aide de la pince coupante.

Dans le cas où la pulpe est encore vivante, on peut, sitôt la résection, procéder à son extirpation immédiate sans provoquer une grande douleur par suite du choc opératoire, ou la cautériser au thermo-cautère.

CHAPITRE VI

GREFFE DENTAIRE.

La greffe dentaire est une opération qui consiste à réimplanter dans un alvéole où elle doit continuer à vivre une dent qui a été momentanément séparée de l'organisme (Brasseur).

Cette opération a été très anciennement pratiquée,

soit pour remettre en place, soit pour remplacer, des dents extraites accidentellement ou intentionnellement.

Ambroise Paré la cite; Lecluse (1754) rapporte qu'il l'a pratiquée sur plus de trois cents soldats; Bourdet (1757), Jourdain (1761), Fauchard (1786) en rapportent plusieurs cas.

Au commencement du siècle, Maury, Lefoulon et Delabarre ont publié un certain nombre d'observations; mais la greffe dentaire n'a réellement pris place dans la thérapeutique dentaire que depuis trente ans, après les travaux de Alquié (de Toulouse), Magitot, Mitscherlich, Fredel, David, etc.

La nature des phénomènes qui permettent la consolidation de la dent à la suite de la greffe dentaire est encore assez obscure.

Elle a été expliquée suivant trois hypothèses :

1° Par la simple réunion mécanique;

2° Par la réunion cicatricielle avec circulation incomplète.

3° Par la restitution *ab integra*.

Mitscherlich et Fredel ont fait à ce sujet des expériences intéressantes, qui les ont amenés aux conclusions suivantes :

Dans la greffe dentaire, la pulpe dentaire se mortifie constamment; le périoste dentaire reprend ses connexions partout où il est intact; la consolidation s'opère beaucoup plus rapidement vers le collet que vers la racine; les parties correspondantes de la racine où le périoste a été enlevé deviennent le siège d'une résorption variable; enfin, le vide causé dans l'alvéole par la résection partielle de la racine est comblé d'abord par du tissu embryonnaire, puis remplacé par du tissu osseux.

Ces données, qui ont été confirmées depuis et qui résultent de l'expérience, expliquent les résultats si variables obtenus à la suite de la greffe dentaire et justifient le manuel opératoire actuellement adopté.

Depuis les progrès réalisés en thérapeutique dentaire pour la conservation des dents malades, les

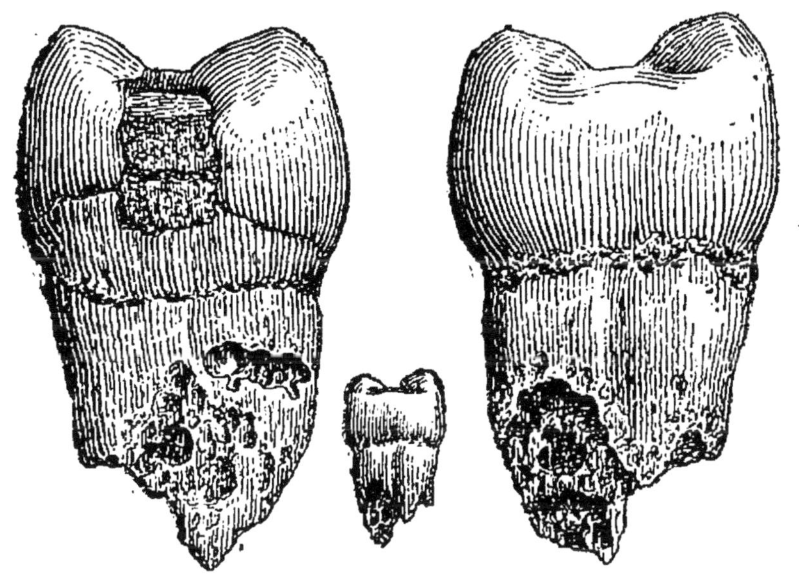

Fig. 54. Fig. 56. Fig. 55.

Fig. 54, 55, 56. — Résorption à la suite de réimplantation; fig. 54, face postérieure; fig. 55, face antérieure, grossissement 8 diamètres; fig. 56, dent, grandeur naturelle, d'après Godon (1).

indications de la greffe ont considérablement diminué comme on le verra plus loin. Elle n'en reste pas moins la dernière ressource, en cas d'échec du traitement conservateur, quoique la dent greffée ait une durée limitée à quelques années, généralement pas plus de dix ans, par suite de la résorption de la racine (fig. 54 à 56).

La *greffe* dentaire se présente sous trois formes :

La *réimplantation* ou greffe par *restitution*,

(1) Godon, *Revue internationale d'Odontologie*, mars 1893, p. 102.

La *transplantation* ou greffe d'*emprunt*,

Et l'*implantation*.

La greffe est dite *autoplastique*, lorsque la dent provient de l'individu lui-même, et *hétéroplastique*, dans le cas contraire.

Article Ier. — Réimplantation.

La réimplantation est la *greffe par restitution* de Magitot.

L'opération consiste à replacer dans le même alvéole une dent arrachée accidentellement ou intentionnellement. Elle peut être *immédiate*, ou *tardive avec perte* ou *sans perte de substance*.

Mode d'opérer. — Quatre opérations distinctes :

1° Extraction de la dent ;

2° Préparation de la dent ;

3° Placement de la dent ;

4° Maintien de la dent.

1° *Extraction*. — Elle comporte les diverses phases indiquées p. 246.

On observera toutefois que :

a) Il ne faut pas employer d'autre instrument que le davier.

b) On ne doit pas léser les bords alvéolaires.

c) On ne pratiquera sur la dent que de faibles mouvements de latéralité.

d) L'extraction se fera progressivement sans secousse ni heurt.

2° *Préparation de la dent*. — Plonger immédiatement la dent dans un bain antiseptique à 35 ou 40° d'acide borique à saturation, d'acide phénique au 1/100 ou de sublimé corrosif au 1/1000.

L'alvéole doit être détergé et nettoyé avec un coton imbibé dans la même solution que ci-dessus, puis un tampon de ouate est maintenu en place.

Puis on procède à l'examen de la dent.

Si le périoste est altéré dans la partie terminale de la racine à la suite de périostites répétées, par exemple, la racine de la dent doit être tout d'abord réséquée, dans sa partie offrant des lésions, avec la pince coupante ou la scie. La partie coupée est adoucie à la lime, en ayant soin de ne pas décoller le périoste.

La couronne est débarrassée également de toute trace de désorganisation de l'émail ou de la dentine.

Enfin, que la dent soit saine ou non, il faut procéder à l'extirpation de la pulpe et à l'obturation de la cavité pulpaire et des canaux dentaires avec une solution de chloroforme et de gutta-percha, des pointes de plomb ou de l'or. Dans ce but, il faudra trépaner la couronne comme cela a été indiqué pour le traitement des dents mortes (4e degré), puis l'obturer.

3° *Placement de la dent.* — Après s'être assuré que l'alvéole ne saigne plus, la dent est mise en place.

On fait ensuite fermer la mâchoire pour régulariser l'articulation et le niveau de pression.

4° *Maintien de la dent.* — Puis on procède aux moyens contentifs :

Bandage ou ligature en 8, en se servant des dents voisines comme point d'appui.

On a préconisé dans le même but un morceau de digue en caoutchouc sur les dents voisines ;

Une coiffe en gutta-percha ou en caoutchouc vulcanisé.

Des appareils spéciaux surtout pour les dents qui n'ont qu'un côté en contact avec les dents voisines.

Ces bandages ou appareils sont maintenus en place pendant cinq ou six jours, quelquefois plus.

Dans cet intervalle, la dent doit être irriguée avec une solution détersive et antiseptique.

On combat l'inflammation, qui suit généralement la réimplantation, par des applications révulsives sur la gencive, une solution d'iode et d'aconit, par exemple, que nous avons déjà signalée.

Indications. — La réimplantation est indiquée lorsqu'une dent est extraite accidentellement par un traumatisme ou une faute opératoire, ou à la suite d'une *périostite chronique du sommet* traitée par le canal sans succès.

La greffe par réimplantation tardive ne doit généralement pas excéder quelques heures. On cite pourtant des cas de succès obtenus après six heures.

La présence d'une fistule n'est pas une contre-indication. « Le maintien d'une fistule pendant les premiers jours qui suivent la greffe est même une condition essentiellement favorable au succès. » (Magitot.)

Complications. — En cas de suppuration persistante, la dent peut ne pas se consolider et être entraînée, au bout de quelques jours, hors de l'alvéole.

Contre-indications. — La réimplantation ne doit pas être tentée, lorsque la dent a été extraite à la suite de pyorrhée alvéolaire, de nécrose alvéolaire étendue ou sur des sujets débilités.

Article II. — Transplantation.

La transplantation ou greffe d'emprunt peut être :

Autoplastique, lorsque la dent transplantée est extraite du sujet lui-même.

Hétéroplastique, lorsque la dent est fournie par un autre individu.

Mode d'opérer. — On procède de même que pour la réimplantation, au point de vue de l'extraction, de la préparation, de la mise en place et du maintien de la dent.

Pourtant il est nécessaire de prendre quelques précautions spéciales, que nous résumons ainsi d'après Magitot :

La dent à transplanter doit avoir des dimensions moindres que celle qu'il s'agit de remplacer, afin d'éviter toute mutilation de la couronne ou de la racine; la même forme et la même direction, afin d'éviter tout déplacement et toute rotation sur l'axe; et, autant que possible, la même coloration.

Il faudra, dans le cas de périostite chronique de la dent à remplacer, pratiquer soigneusement le drainage du foyer, soit par la fistule, s'il en existe, soit par une ouverture artificielle.

La greffe par transplantation d'un individu à un autre est une pratique presque abandonnée de nos jours, par suite de l'immoralité des procédés employés pour obtenir les dents nécessaires pour cette opération. Pourtant dans le cas où des dents ont été extraites comme surnuméraires dans le traitement des irrégularités, elles peuvent être employées pour la transplantation.

Nous nous souvenons avoir, dans ces conditions, transplanté à une personne dont la première bicuspide supérieure était atteinte de périostite, la dent homologue de sa jeune sœur, extraite pour faciliter le redressement de ses dents.

Néanmoins il importe dans ce cas de faire « une enquête minutieuse sur les antécédents pathologiques du sujet; les découvertes sur le rôle des micro-organismes et des virus comme causes de maladies doivent rendre très circonspect avant d'essayer une transplantation de sujet à sujet, car la syphilis, la tuberculose, etc., pourraient être inoculées par cette voie ». (Dubois.)

Article III. — Implantation.

L'implantation consiste à creuser des alvéoles artificiels dans les os maxillaires, pour y fixer des dents naturelles de dimension et de forme convenables

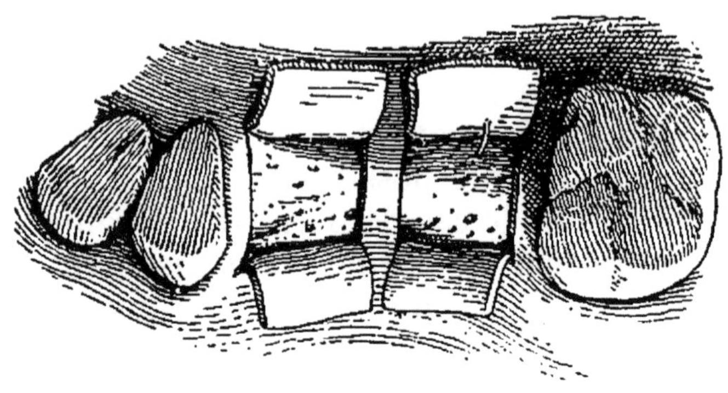

Fig. 57. — Incision de la gencive. (Amoëdo.)

Dans ce genre de greffe, l'alvéole est créé artificiellement.

On emploie des dents récemment ou anciennement extraites.

MODE D'OPÉRER. — 1° *Perforation de la gencive.* —

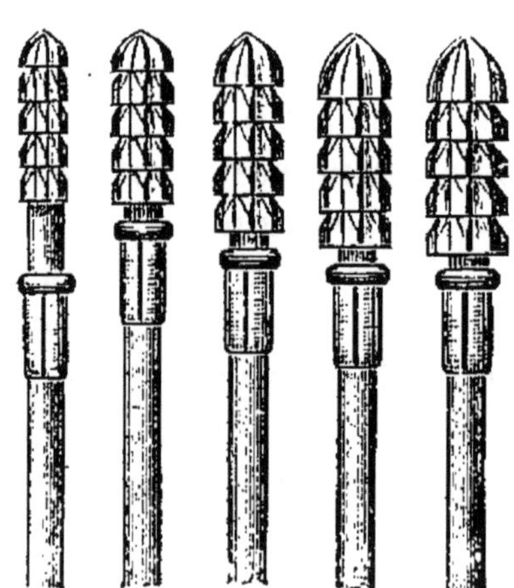

Fig. 58 à 62. — Trépans d'Ottolengui (Amoëdo.)

La gencive est ouverte par une incision en forme de croix ou de H (fig. 57).

Ces quatre lambeaux serviront à s'appliquer ultérieurement sur le collet de la dent pour la consolider.

La perforation du maxillaire s'opère avec des fraises, des forets ou un trépan montés sur le tour dentaire (fig. 58 à 62).

Ces instruments doivent être maintenus dans un *état constant d'asepsie*, en les trempant pendant la durée de l'opération dans une solution de sublimé à 2/1000.

2° *Préparation de la dent*. — Pendant les manœuvres ci-dessus, la dent est plongée dans un récipient contenant de l'eau boriquée (4 p. 100) ou du sublimé à 2/1000, dont la température est maintenue entre 55° à 60°.

Le canal radiculaire et la chambre pulpaire de la dent ont été préalablement obturés avec de la gutta-percha pour les trois quarts de la couronne et avec de l'or pour le quart apical (Andrieu).

3° *Mise en place ou implantation de la dent*. — La dent est essayée à plusieurs reprises, en ayant soin chaque fois de la replacer dans le bain antiseptique. L'articulation doit être essayée et assurée avant la fixation.

Mêmes moyens de contention que pour la réimplantation.

4° *Procédé de M. Amoëdo*. — M. Amoëdo a modifié la technique de cette opération en décalcifiant une couche de cément de 3/10 de millimètre d'épaisseur, afin de favoriser la consolidation des dents greffées. Il procède de la façon suivante :

« Il fait bouillir les dents dans l'eau phéniquée à 2 p. 100, les met ensuite dans une solution d'acide chlorhydrique à 10 p. 100, pendant trois ou quatre heures; il essaie de temps en temps, avec un couteau stérilisé, la profondeur de la décalcification; lorsque le couteau entre à un tiers de millimètre, il lave les racines et les neutralise à l'ammoniaque. Naturellement, lorsque la racine est pourvue de la couronne, il faut isoler celle-ci de l'acide avec un morceau de digue ou un tube en caoutchouc. Les dents décalcifiées, ainsi préparées, peuvent être conservées dans une solution de phénosalyl à 1 p. 100.

« Lorsqu'on veut s'en servir, on élargit le canal radiculaire par l'apex et on le remplit à la chloropercha iodoformée (1). »

Nous résumons ainsi les conclusions que présente M. Amoëdo sur cette opération :

L'implantation est une opération légitime en chirurgie dentaire, elle peut être considérée comme une opération permanente ; mais elle ne doit être pratiquée que dans des cas soigneusement choisis.

Cette opération, par l'anesthésie à la cocaïne, est sans douleur ; par l'antisepsie, sans inflammation, ni infection ou contagion consécutive.

Le périoste alvéolo-dentaire disparaît complètement une fois la dent consolidée. L'union entre la racine et la paroi alvéolaire se fait par un travail chimico-vital qui fusionne les deux surfaces.

Enfin, les dents décalcifiées facilitent le travail et sont plus faciles à rendre et à conserver stériles.

Indications. — L'implantation ne s'emploie que pour les dents antérieures.

Conclusions générales. — De tout ce qui précède, il résulte que :

La *réimplantation* est indiquée, lorsqu'une dent est extraite accidentellement ou à la suite de l'insuccès du traitement conservateur ;

Il faut avoir recours à la *transplantation*, lorsque la dent extraite ne peut être utilement réimplantée par suite de carie trop étendue, par exemple ;

Enfin on peut recourir à l'*implantation*, lorsque la dent absente a été extraite depuis un temps assez long et que l'alvéole est comblé et la gencive cicatrisée.

(1) Oscar Amoëdo, *Contribution à l'étude de l'implantation des dents*, Paris, 1896.

CHAPITRE VII

ANTISEPSIE.

ARTICLE Ier. — ANTISEPSIE DU CABINET ET DU MATÉRIEL OPÉRATOIRE.

Le cabinet et le matériel opératoire du chirurgien dentiste exigent des précautions antiseptiques spéciales.

Il convient surtout que les instruments soient en métal lisse et facilement démontables pour mieux en effectuer le nettoyage.

Le flambage est d'un grand secours, car il ne nécessite pas une installation compliquée. La lampe à alcool ou le bec de Bunsen sont suffisants.

Les étuves à air sec ou l'autoclave rendent de grands services dans les hôpitaux. Avec ces appareils on obtient la stérilisation complète des instruments.

On emploie pour le matériel du chirurgien dentiste une étuve, des liquides antiseptiques et des procédés un peu spéciaux. Nous empruntons les conseils suivants à une étude très complète de M. Choquet (1) :

Miroirs. — Ils doivent être immergés dans une solution de microcidine à 5/1000, renouvelée tous les cinq jours. Avant leur usage, les miroirs qui baignent dans cette solution doivent être rincés à l'eau claire, puis, dès qu'ils ont cessé de servir, on doit les replonger dans la microcidine, mais dans un autre récipient.

Sondes, rugines et précelles. — Stérilisation la veille ou flambage à la flamme au moment de s'en servir.

Fraises. — On doit d'abord, après usage, les passer à la carde, pour les débarrasser de la dentine, puis à l'autoclave à 140° ou à l'étuve à 160°. A défaut de ces appareils, on doit les plonger dans l'eau chloroformée à 3 p. 100, préalablement bouillie.

(1) Voir *Odontologie*, 1895.

Daviers. — Brossage à l'eau de savon, puis passage à l'autoclave ou à l'étuve, ou flambage.

Sondes à canaux. — Elles exigent des précautions aseptiques spéciales. On les passe à l'étuve ou à l'autoclave, quand elles sont chargées de coton; lorsqu'elles sont seules, l'ébullition dans l'eau chloroformée donne de très bons résultats.

D'après Poncet, on peut aussi, après l'étuve, les conserver dans la poudre de talc portée pendant une demi-heure à 140°.

Seringues. — Immersion pendant une à deux minutes dans une solution phéniquée à 2 p. 100 et flambage des aiguilles, des seringues hypodermiques.

Porte-empreintes. — Flambage au bec Bunsen ou stérilisation.

Limes. — Passage à la carde, puis trempage dans l'eau chloroformée.

Verres, crachoirs. — Séjour dans l'eau bouillante, tenant en dissolution du chlorure de sodium ou du carbonate de soude.

Fauteuil d'opération. — La têtière du fauteuil d'opération mérite d'appeler l'attention de l'opérateur par des précautions antiseptiques toutes particulières. En effet la succession des patients dans le fauteuil peut provoquer la transmission de germes morbides atteignant le cuir chevelu.

La pelade est, dans ce cas, une des affections les plus à craindre; elle fut, il y a quelques années, très répandue à Paris. Il est donc utile de garnir la têtière de petites serviettes en toile, de les renouveler pour chaque patient et de les soumettre ensuite à un lavage antiseptique rigoureux.

Article II. — Antisepsie de l'opéré et de l'opérateur.

La bouche, étant le siège de nombreux microbes (*Staphylococcus pyogenes aureus*, *Staphylococcus al-*

16.

bus, *Streptococcus pyogenes*, etc.), exige, à cause des multiples cavités qui s'y rencontrent, avant chaque opération, une antisepsie spéciale. Nous l'avons déjà indiquée au chapitre du nettoyage (p. 131).

Les mains de l'opérateur nécessitent des soins tout particuliers. Sans imposer ici les précautions employées dans la grande chirurgie, il importe de faire subir tout d'abord aux ongles un nettoyage minutieux à l'eau chaude, à la brosse et au savon, pour les débarrasser des impuretés qui peuvent séjourner dans les rainures. Les mains seront ensuite rincées à l'eau très claire, puis trempées immédiatement dans de l'eau phéniquée à 3/100, du sublimé à 2/1000 ou de l'alcool à 80°.

Dans la plupart des opérations, le chirurgien dentiste a l'habitude d'appuyer la tête du patient contre le côté gauche de sa poitrine, en la maintenant avec le bras gauche, et de ramener la main gauche au-devant de la face, pour éclairer avec le miroir à bouche la partie à opérer. Cette pratique peut produire les mêmes inconvénients de contagiosité que la têtière. Comme il est impraticable de changer de vêtement de travail pour chaque patient, on évite toute transmission de germes en garnissant les parties en contact, comme la têtière, de petites serviettes appropriées à cet usage.

A cet effet, l'usage d'une serviette ou carré de toile paraît obvier à cet inconvénient. Elle est maintenue par le revers de l'habit de l'opérateur et s'appuie sur une des faces de la tête du patient en même temps que l'autre face est isolée du bras de l'opérateur par une des extrémités de la serviette placée sur la têtière. La tête se trouve ainsi à l'abri de tout contact suspect.

On se sert avantageusement pour cet usage de simples carrés de toile, de 20 à 30 centimètres de côté, à portée de l'opérateur et en quantité suffisante, ou d'un simple tablier en caoutchouc.

Le chirurgien dentiste, sans chercher à appliquer à la chirurgie dentaire les minutieuses pratiques de l'asepsie et de l'antisepsie employées en chirurgie générale, peut ainsi mettre ses patients à l'abri des inconvénients de la contagiosité, comme le recommande le Dr Lancereaux dans son rapport du 4 décembre 1890 (1) au Conseil d'hygiène.

Nous terminons en donnant la liste des instruments recommandés aux élèves par l'École Dentaire de Paris :

CLINIQUE ET DENTISTERIE OPÉRATOIRE

PREMIÈRE ANNÉE

1 Miroir à bouche moyen fixe.
1 Petite pharmacie (9 flac.).
1 Seringue pour irrigations.
1 Poire à air chaud.
1 Paire de ciseaux à gencive courbés.
1 Sonde pour exploration.
1 Lampe à alcool en verre.
1 Lime à racines.
12 Limes à séparer assorties, 00, 0, 1, 2.
Amadou.
2 Couteaux à émail.
9 Fraises à main.
15 Rugines à section coupante droite.
1 Foret à main.
1 Plaque verre dépoli.
1 Flacon en buis pour mercure.
1 Brucelle.
1 Brunissoir à main.
6 Instruments à nettoyer assortis.
Cahiers de papier à articuler.
Paquets de bois à polir.
1 Pierre d'Arkhansas.
1 Double fouloir à amalgame.
1 Double spatule.
1 Bistouri.
1 Mortier verre et son pilon.
3 Boites métalliques pour les instruments.
1 Tablier en caoutchouc.

DEUXIÈME ANNÉE

Les instruments de 1re année, plus les suivants :

Tour à fraiser.
Forets à pointe forme lance.
Forets à pointe forme bêche.
Forets à pointe mod. Forbes.
Porte-bois, brosses et disques.
2 Porte-meule et disques.
2 Meules caoutchouc et corindon.
Fil de soie ciré pour la digue.
1 Porte-disque.
1 Scie de Bödeker.
Digue moyenne en caoutchouc.
1 Fraise de Gates à grosses côtes.
2 Trocarts de Hopkins.
2 Sondes de Donaldson.

(1) E. Lancereaux, *Rapport sur les précautions à prendre par les dentistes pour éviter la transmission des maladies contagieuses* (*Ann. d'hyg.*, 1891, t. XXV, p. 461).

2 Sondes en platine irridié.
12 Tire-nerfs barbelés.
2 Instruments à pointe d'hameçon.
12 Equarrissoirs fins détrempés.
4 Clamps à digue.
2 Poids pour abaisse-digue.
Matrices.

TROISIÈME ANNÉE

Les instruments de 1re et 2e années, plus les suivants :

Fraises fixes de forme ovale et ronde.
2 Brunissoirs rotatifs à côtes (forme perle).
Riffloirs à finir les aurifications
4 Fouloirs p. or non cohésif.
4 Fouloirs pour or cohésif (modèle Varney).
4 Fouloirs pour or cohésif (modèle Head).
1 Maillet automatique double action.
1 Maillet à main.
10 Pointes pour maillet automatique.
1 Mandrin pour les pointes de maillet automatique.
1 Boite pour or.
Bandes de maillechort pour faire des matrices.

Instruments facultatifs.

Pinces pour retirer les fragments de tire-nerfs cassés et introduire les tiges métalliques dans les canaux.
Pince perforatrice d'Ainsworth.
Daviers à condenser l'or.
Ecarteur de Parr, de Perry.
Thermocautère.

COURS PRATIQUE DE PROTHÈSE

PREMIÈRE ANNÉE

1 Spatule en cire.
1 Spatule à plâtre.
1 Moufle.
1 Bride.
2 Limes.
1 Queue de rat.
2 Échoppes rondes.
1 Echoppe carrée.
1 Onglette.
1 Couteau à plâtre.
1 Pince plate.
1 Pince coupante.
1 Grattoir rond.
1 Ciseau.
6 Pinceaux.
2 Chiffons.
4 Porte-empreintes.

DEUXIÈME ET TROISIÈME ANNÉES

Les instruments de 1re année, plus les suivants :
1 Brucelle.
1 Porte-scie.
1 Douzaine de scies.
1 Cisaille.
2 Limes à métal.
12 Forets.
1 Porte-foret.
1 Archet.
1 Pierre à borax.
1 Pince à percer.
1 Pince ronde.
1 Chalumeau.
1 Charbon.
1 Lampe à souder.
1 Brûleur (Bunsen) à gaz.

FIN.

TABLE DES MATIÈRES

Préface V
Avertissement VI

PREMIÈRE PARTIE

CLINIQUE DENTAIRE

Chapitre Ier. — **Notions générales** 1
Article Ier. — *Définitions* 1
Article II. — *Éléments de diagnostic* 3
Article III. — *Méthode diagnostique* 5
§ 1er. — Examen du malade 5
§ 2. — Interprétation 11
Article IV. — *Principaux moyens physiques d'exploration.* 12
Article V. — *Manière de recueillir les observations* 20

Chapitre II. — **Inspection clinique de la bouche** 25
Article Ier. — *Modifications d'aspect, de forme et de coloration* 26
Article II. — *Modifications des odeurs, des sécrétions et des enduits buccaux* 29
Article III. — *Modifications de la sensibilité et de la motricité* 31 31
Article IV. — *Modifications de la température* 32

Chapitre III. — **Symptômes cliniques des affections de la bouche** 33
Article Ier. — *Vices de conformation* 33
§ 1er. — Lèvres 34
§ 2. — Voûte palatine et voile du palais 35
§ 3. — Langue 35
Article II. — *Traumatismes* 37
§ 1er. — Lèvres 37
§ 2. — Gencives et muqueuse buccale 39
§ 3. — Joues 39
§ 4. — Langue 40
§ 5. — Voûte palatine et voile du palais 41
§ 6. — Maxillaires 42
§ 7. — Sinus maxillaire 44

§ 8. — Articulation temporo-maxillaire............... 44
§ 9. — Glandes salivaires........................ 45
§ 10. — Plancher de la bouche...................... 46

Article III. — *Lésions inflammatoires et infectieuses*...... 46

§ 1er. — Lèvres.. 47
§ 2. — Joues.. 49
§ 3. — Langue.. 49
§ 4. — Gencives et muqueuse buccale................ 52
§ 5. — Voûte palatine et voile du palais............. 60
§ 6. — Pharynx.. 61
§ 7. — Maxillaires.. 62
§ 8. — Sinus maxillaire.. 65
§ 9. — Articulation temporo-maxillaire.............. 66
§ 10. — Plancher de la bouche. Glandes sous-maxillaires et sublinguales........................ 67
§ 11. — Parotide.. 68

Article IV. — *Syphilis buccale*........................ 69

§ 1er. — Langue.. 71
§ 2. — Lèvres. — Joues. — Gencives 72
§ 3. — Voûte palatine.. 73
§ 4. — Maxillaires.. 73

Article V. — *Tuberculose buccale*........................ 73

§ 1er. — Joues.. 74
§ 2. — Lèvres.. 74
§ 3. — Langue.. 75
§ 4. — Voûte palatine.. 75

Article VI. — *Tumeurs*.. 76

§ 1er. — Lèvres.. 76
§ 2. — Joues.. 77
§ 3. — Langue.. 79
§ 4. — Maxillaires.. 81
§ 5. — Sinus maxillaire.. 84
§ 6. — Voûte palatine et voile du palais........... 85
§ 7. — Plancher de la bouche. — Glandes sous-maxillaires et sublinguales........................ 86
§ 8. — Parotide.. 87

Article VII. — *Névralgies faciales et paralysies*.......... 89

§ 1er. — Face.. 90
§ 2. — Voile du palais.. 90
§ 3. — Langue.. 91

Chapitre IV. — **Symptômes cliniques, des altérations dentaires**........................ 91

Article 1er. — *Anomalies dentaires*........................ 92

Article ii. — *Traumatismes des dents* 116
§ 1er. — Luxation des dents 116
§ 2. — Fractures des dents 116
§ 3. — Abrasion ou usure des dents 118
Article iii. — *Carie dentaire* 120
§ 1er. — Carie du premier degré 121
§ 2. — Carie du deuxième degré 121
§ 3. — Carie du troisième degré (Carie pénétrante de Magitot) 123
§ 4. — Carie du quatrième degré 125
Article iv. — *Résorption et exostose* 129

DEUXIÈME PARTIE

DENTISTERIE OPÉRATOIRE

Chapitre Ier. — **Nettoyage de la bouche et des dents** ... 131
Article ier. — *Préliminaires* 131
§ 1er. — Position du patient et de l'opérateur 131
§ 2. — Examen ou exploration de la bouche 133
Article ii. — *Antisepsie de la cavité buccale* 133
§ 1er. — Lavage de la bouche 133
§ 2. — Nettoyage des dents 134
Chapitre II. — **Traitement de la carie dentaire** 142
Article ier. — *Généralités* 142
Article ii. — *Carie du 1er degré* 145
Article iii. — *Carie du 2e degré* 149
Article iv. — *Carie du 3e degré* 157
Article v. — *Carie du 4e degré* 173
Article vi. — *Traitement des diverses complications de la carie au 4e degré* 189
Chapitre III. — **Restauration des dents** 199
Article ier. — *Restauration partielle, obturation* 200
§ 1er. — Préparation de la cavité 200
Article ii. — *Mode d'emploi des différentes substances d'obturation* 211
§ 1er. — Substances plastiques : gutta-percha, ciment, amalgames 211
§ 2. — Etain, or, méthodes d'aurification 219
§ 3. — Substances combinées 228
Article iii. — *Restauration totale d'une dent à l'aide des couronnes artificielles* 233

§ 1er. — Couronnes ou coiffes métalliques............ 234
§ 2. — Couronnes en porcelaine........................ 237
§ 3. — Indications et contre-indications.............. 240
§ 4. — Principales dents prothétiques avec leurs perfectionnements................................ 241

ARTICLE IV. — *Restauration portant sur plusieurs dents*.. 243
§ 1er. — Travail à pont simple........................ 244
§ 2. — Travail à pont composé....................... 244
§ 3. — Moyens de rétention des appareils à pont...... 245

CHAPITRE IV. — **Extraction des dents**.................. 246

ARTICLE Ier. — *Considérations générales*.................. 246
ARTICLE II. — *Instruments*.............................. 252
ARTCLE III. — *Principes de l'extraction*.................. 255
§ 1er. — Position du patient et de l'opérateur.......... 255
§ 2. — Examen de la dent............................ 256
§ 3. — Choix de l'instrument......................... 256
§ 4. — Extraction proprement dite avec le davier..... 257
§ 5. — Mode d'opérer pour chaque cas particulier..... 258
§ 6. — Extraction des racines par les daviers, les élévateurs.. 262

ARTICLE IV. — *Extractions difficiles*.................... 264
ARTICLE V. — *Indications de l'extraction*............... 264
ARTICLE VI. — *Contre-indications de l'extraction*........ 265
ARTICLE VII. — *Complications de l'extraction*............ 265

CHAPITRE V. — **Limage, résection**...................... 267

ARTICLE Ier. — *Définition*............................... 267
ARTICLE II. — *Instruments. Mode d'opérer*............... 267

CHAPITRE VI. — **Greffe dentaire**....................... 270

ARTICLE Ier. — *Réimplantation*........................... 273
ARTICLE II. — *Transplantation*.......................... 275
ARTICLE III. — *Implantation*............................ 276

CHAPITRE VII. — **Antisepsie**............................ 280

ARTICLE Ier. — *Antisepsie du cabinet et du matériel opératoire*.. 280
ARTICLE II. — *Antisepsie de l'opéré et de l'opérateur*...... 281

FIN DE LA TABLE DES MATIÈRES.

4220-96. — CORBEIL. Imprimerie ÉD. CRÉTÉ.

www.ingramcontent.com/pod-product-compliance
Ingram Content Group UK Ltd.
Pitfield, Milton Keynes, MK11 3LW, UK
UKHW020108200726
13856UKWH00002B/432